正常画像と並べてわかる 胸部CT・MRI
ここが読影のポイント

編／櫛橋民生（昭和大学横浜市北部病院放射線科）
　　藤澤英文（昭和大学横浜市北部病院放射線科）

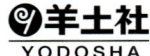

■謹告

　本書に記載されている診断法・治療法に関しては，発行時点における最新の情報に基づき，正確を期するよう，執筆者，監修・編者ならびに出版社はそれぞれ最善の努力を払っております．しかし，医学，医療の進歩により，記載された内容が正確かつ完全ではなくなる場合もございます．

　したがって，実際の診断・治療の際，熟知していない医薬品の使用，検査の実施および判読にあたっては，まず医薬品添付文書や機器および試薬の説明書で確認され，また診療技術に関しては十分考慮されたうえで，常に細心の注意を払われるようお願いいたします．

　本書記載の診断法・治療法・医薬品・検査法・疾患への適応などが，その後の医学研究ならびに医療の進歩により本書発行後に変更された場合，その診断法・治療法・医薬品・検査法・疾患への適応などに伴う不測の事故に対して，著者，編者ならびに出版社はその責を負いかねますのでご了承ください．

序

　私事で恐縮ですが，卒業後5年間基礎医学としての薬理学教室で学んだ後，放射線科に入局したのは32歳でした．1987年，37歳時に放射線科専門医試験を受験しましたが，当時は和文の参考書を含め，試験前の勉強に適した資料が少なかったことが思い出されます．

　その後，日本での画像診断専門雑誌が牽引車にもなり，多くの和文の専門書，専門雑誌が，書店の棚を埋めるようになりました．私としては和文，欧文とも成書として，基礎的内容から広範な臨床例まで記載されたものを読んでいるときが，最も安心できます．しかし，読み切るには相当のパワーが必要ですし，一部しか読めず，部分的に汚れた本も相当あります．やはり，気安く読めて，持ち運びの便利なタイプの著書も多く見受けられるのがわかります．

　羊土社の「正常画像と並べてわかる」シリーズは，その持ち運びやすい大きさや内容の充実性から，多くの部数が出ていると伺っています．本シリーズで未着手であった"胸部"の依頼を受けましたが，忙しさにかまけて，大分時間を費やしてしまいました．

今回やっと出版に漕ぎ着けることができ，正直ほっとしています．その疾患の最も特徴的な1スライスに合わせて，正常画像を選択し，解剖所見をまとめるという作業が大変だったと思われます．ぜひ多くの先生方に使って頂き，役立つ本の1冊になれることを望んでいます．

2010年2月

編者を代表して
櫛橋民生

正常画像と並べてわかる 胸部CT・MRI ここが読影のポイント

序	3
疾患名目次	13
カラーアトラス	16
画像ページの見かた	18

序 章 基本的画像診断のポイント

01）胸部疾患に対する画像診断	22
02）CTのポイント	23
03）MRIのポイント	30

第1章 正常胸部CT（MRI）像

01）造影CT 矢状断像（上大静脈レベル）	34
02）造影CT 矢状断像（上行大動脈レベル）	35
03）造影CT 矢状断像（右心室肺動脈レベル）	36
04）造影CT 矢状断像（下行大動脈レベル）	37
05）造影CT 矢状断像（左心室レベル）	38

06) 造影CT 冠状断像（奇静脈レベル）	39
07) 造影CT 冠状断像（肺動脈レベル）	40
08) 造影CT 冠状断像（左心房レベル）	41
09) 造影CT 冠状断像（右心房レベル）	42
10) 造影CT 冠状断像（左心室レベル）	43
11) 造影CT 横断像（甲状腺レベル）	44
12) 造影CT 横断像（上縦隔上部レベル①）	45
13) 造影CT 横断像（上縦隔上部レベル②）	46
14) 造影CT 横断像（左腕頭静脈レベル）	47
15) 造影CT 横断像（大動脈弓レベル）	48
16) 造影CT 横断像（奇静脈弓レベル）	49
17) 造影CT 横断像（気管分岐部・左肺動脈レベル）	50
18) 造影CT 横断像（右肺動脈・左肺門部レベル）	51
19) 造影CT 横断像（右肺門部レベル）	52
20) 造影CT 横断像（左心房上部レベル）	53
21) 造影CT 横断像（上行大動脈起始部レベル）	54
22) 造影CT 横断像（右心房-右心室レベル）	55
23) 造影CT 横断像（下大静脈-右心房レベル）	56
24) 造影CT 横断像（心臓下部レベル）	57
25) 造影CT 横断像（肝円蓋部レベル）	58
26) 胸腺	59
27) MRI 横断像（左腕頭静脈レベル）	60
28) MRI 横断像（大動脈弓三分枝レベル）	61
29) MRI 横断像（大動脈弓レベル）	62
30) MRI 横断像（肺動脈レベル）	63
31) MRI 横断像（上行大動脈起始部レベル）	64

Contents

32) MRI 横断像（右心房-右心室レベル）・・・・・・・・・・・・・・・ 65
33) MRI 矢状断像（上大静脈レベル）・・・・・・・・・・・・・・・・・・・ 66
34) MRI 矢状断像（腕頭動脈レベル）・・・・・・・・・・・・・・・・・・・ 67
35) MRI 矢状断像（上行大動脈レベル）・・・・・・・・・・・・・・・ 68
36) MRI 矢状断像（大動脈弓レベル）・・・・・・・・・・・・・・・・・・・ 69
37) MRI 矢状断像（肺動脈レベル）・・・・・・・・・・・・・・・・・・・・・ 70
38) MRI 冠状断像（気管分岐部レベル）・・・・・・・・・・・・・・・ 71
39) MRI 冠状断像（肺動脈レベル）・・・・・・・・・・・・・・・・・・・・・ 72
40) MRI 冠状断像（腕頭動脈レベル）・・・・・・・・・・・・・・・・・・・ 73
41) MRI 冠状断像（上行大動脈レベル）・・・・・・・・・・・・・・・ 74
42) MRI 冠状断像（左心室レベル）・・・・・・・・・・・・・・・・・・・・・ 75
43) HRCT（右上葉レベル）・・・・・・・・・・・・・・・・・・・・・・・・・・・・・・ 76
44) HRCT（右上葉支口レベル）・・・・・・・・・・・・・・・・・・・・・・・ 77
45) HRCT（右中葉上部レベル）・・・・・・・・・・・・・・・・・・・・・・・ 78
46) HRCT（右中葉中部レベル）・・・・・・・・・・・・・・・・・・・・・・・ 79
47) HRCT（右中葉下部レベル）・・・・・・・・・・・・・・・・・・・・・・・ 80
48) HRCT（右下葉上部レベル）・・・・・・・・・・・・・・・・・・・・・・・ 81
49) HRCT（右下葉下部レベル）・・・・・・・・・・・・・・・・・・・・・・・ 82
50) HRCT（左上葉上部レベル）・・・・・・・・・・・・・・・・・・・・・・・ 83
51) HRCT（左上葉中部レベル）・・・・・・・・・・・・・・・・・・・・・・・ 84
52) HRCT（左上葉下部レベル）・・・・・・・・・・・・・・・・・・・・・・・ 85
53) HRCT（左舌区上部レベル）・・・・・・・・・・・・・・・・・・・・・・・ 86
54) HRCT（左舌区下部レベル）・・・・・・・・・・・・・・・・・・・・・・・ 87
55) HRCT（左下葉上部レベル）・・・・・・・・・・・・・・・・・・・・・・・ 88
56) HRCT（左下葉下部レベル）・・・・・・・・・・・・・・・・・・・・・・・ 89

第2章 肺野の限局性を主体とする疾患

01) 異型腺腫様過形成 ……………………………………… 92
02) 小型肺腺癌（野口A型） ………………………………… 94
03) 小型肺腺癌（野口B型） ………………………………… 96
04) 肺腺癌 …………………………………………………… 98
05) 空洞性肺癌 …………………………………………… 100
06) 石灰化肺癌 …………………………………………… 102
07) 中心性肺癌と末梢無気肺 …………………………… 104
08) パンコースト腫瘍 …………………………………… 106
09) 小細胞肺癌 …………………………………………… 108
10) カルチノイド ………………………………………… 110
11) 炎症性偽腫瘍 ………………………………………… 112
12) 陳旧性結核（石灰化肉芽腫） ……………………… 114
13) 肺過誤腫 ……………………………………………… 116
14) 菌球型アスペルギルス症, アスペルギローマ …… 118
15) 肺化膿症 ……………………………………………… 120
16) 器質化肺炎 …………………………………………… 122
17) 円形無気肺 …………………………………………… 124
18) 肺クリプトコッカス症 ……………………………… 126
19) 肺内リンパ節 ………………………………………… 128
20) 先天性嚢胞状腺腫様形成異常（CCAM）または
　　先天性肺気道形成異常（CPAM） ………………… 130

第3章 肺野の多発性（びまん性）を主体とする疾患

01) 慢性好酸球性肺炎 …………………………………… 134
02) 特発性器質化肺炎 …………………………………… 136

Contents

- 03）通常型間質性肺炎 ………………………… 138
- 04）通常型間質性肺炎急性増悪 ……………… 140
- 05）Wegener 肉芽腫症 …………………………… 142
- 06）ニューモシスチス肺炎 ……………………… 144
- 07）サルコイドーシス …………………………… 146
- 08）マイコプラズマ肺炎 ………………………… 148
- 09）粟粒結核 ……………………………………… 150
- 10）肺転移（粟粒状） …………………………… 152
- 11）肺転移（典型例） …………………………… 154
- 12）肺転移（空洞形成） ………………………… 156
- 13）肺転移（石灰化） …………………………… 158
- 14）肺転移（halo サイン） ……………………… 160
- 15）癌性リンパ管症 ……………………………… 162
- 16）過敏性肺臓炎 ………………………………… 164
- 17）肺結核（経気道性，結核腫） ……………… 166
- 18）肺結核（経気道性，tree-in-bud） ………… 168
- 19）びまん性汎細気管支炎 ……………………… 170
- 20）肺気腫（小葉中心性） ……………………… 172
- 21）肺気腫（汎小葉性） ………………………… 174
- 22）珪肺症 ………………………………………… 176
- 23）放射性肺臓炎 ………………………………… 178

第 4 章　気管・気管支病変

- 01）嚢胞性線維症 ………………………………… 182
- 02）びまん性汎細気管支炎 ……………………… 184
- 03）Williams-Campbell 症候群 ………………… 186

04）Kartagener 症候群 …………………………………… 188
05）アレルギー性気管支肺アスペルギルス症 …………… 190
06）肺癌肉腫の気管支内進展 ……………………………… 192
07）吸引（気道系）異物 …………………………………… 194
08）気管支腫瘍；脂肪腫 …………………………………… 196
09）気管支腫瘍；カルチノイド腫瘍 ……………………… 198
10）奇形気管気管支分岐；気管気管支 …………………… 200
11）奇形気管気管支分岐；副心臓支 ……………………… 202
12）Swyer-James 症候群 …………………………………… 204

第5章　肺血管病変

01）肺動脈瘤；ベーチェット症候群：Hughes-Stovin 症候群を含む ……………………………………………………… 208
02）肺動脈奇形；肺動静脈瘻 ……………………………… 210
03）肺高血圧症 ……………………………………………… 212
04）肺血栓塞栓症 …………………………………………… 214
05）肺血管内腫瘍塞栓 ……………………………………… 216
06）原発性肺動脈肉腫；平滑筋肉腫 ……………………… 218

第6章　縦隔病変

01）縦隔血腫（交通外傷・腕頭動脈損傷による縦隔血腫）
　　………………………………………………………………… 222
02）縦隔膿瘍（降下性壊死性縦隔炎）…………………… 224
03）縦隔気腫 ………………………………………………… 226
04）線維性縦隔炎 …………………………………………… 228
05）結核性リンパ節炎 ……………………………………… 230

06) **非ホジキンリンパ腫**
   （原発性縦隔大細胞型B細胞リンパ腫）………… 232
07) **胚細胞性腫瘤悪性**（セミノーマ）………… 234
08) **胚細胞性腫瘤良性**（成熟嚢胞性奇形腫）………… 236
09) **胸腺嚢胞** ………… 238
10) **心膜嚢胞** ………… 240
11) **気管支原性嚢胞** ………… 242
12) **非浸潤性胸腺腫**
   （正岡分類 Type Ⅰ・病理 WHO 分類 type AB）…… 244
13) **浸潤性胸腺腫**
   （正岡分類 Type Ⅲ，病理 WHO 分類 type B2）…… 246
14) **胸腺癌** ………… 248
15) **神経原性腫瘍**（良性；神経鞘腫）………… 250
16) **神経原性腫瘍**（悪性；神経芽腫）………… 252

第7章　胸膜・胸壁・横隔膜病変

01) **癌性胸膜炎** ………… 256
02) **自然気胸** ………… 258
03) **血胸** ………… 260
04) **有瘻性膿胸** ………… 262
05) **胸壁腫瘍；線維性胸膜腫瘍** ………… 264
06) **胸壁腫瘍；線維性骨異形性** ………… 266
07) **胸壁腫瘍；動脈瘤様骨嚢腫** ………… 268
08) **胸壁腫瘍；胸壁脂肪腫** ………… 270
09) **胸壁腫瘍；デスモイド腫瘍** ………… 272
10) **胸壁腫瘍；神経鞘腫** ………… 274

11) 漏斗胸 ………………………………………… 276
12) **陳旧性結核性胸膜炎（膿胸）と悪性腫瘍（肉腫）の合併**
   ………………………………………………………… 278
13) **悪性胸膜中皮腫** ……………………………… 280
14) **肋骨軟骨肉腫** ………………………………… 282
15) **転移性胸壁腫瘍** ……………………………… 284
16) **穿通性膿胸（肋骨周囲膿瘍）** ……………… 286
17) **横隔膜浸潤肺癌** ……………………………… 288
18) **食道裂孔ヘルニア** …………………………… 290
19) **肺癌胸膜播種** ………………………………… 292
20) **肺癌胸膜播種** ………………………………… 294

付録

重要語句解説 ……………………………………… 298

索引 ……………………………………………… 306

□表紙画像□
 第2章 肺野の限局性を主体とする疾患「07 中心性肺癌と末梢無気肺（104，105ページ）」
 第7章 胸膜・胸壁・横隔膜病変「12 陳旧性結核性胸膜炎（膿胸）と悪性腫瘍（肉腫）の合併（278，279ページ）」
 第3章 肺野の多発性（びまん性）を主体とする疾患「肺転移（石灰化）（158，159ページ）」

◀ 疾患名目次

腫瘍

異型腺腫様過形成	92
小型肺腺癌（野口A型）	94
小型肺腺癌（野口B型）	96
肺腺癌	98
空洞性肺癌	100
石灰化肺癌	102
中心性肺癌と末梢無気肺	104
パンコースト腫瘍	106
小細胞肺癌	108
カルチノイド	110
炎症性偽腫瘍	112
肺過誤腫	116
肺内リンパ節	128
肺転移（粟粒状）	152
肺転移（典型例）	154
肺転移（空洞形成）	156
肺転移（石灰化）	158
肺転移（haloサイン）	160
癌性リンパ管症	162
肺癌肉腫の気管支内進展	192
気管支腫瘍；脂肪腫	196
気管支腫瘍；カルチノイド腫瘍	198
肺血管内腫瘍塞栓	216
原発性肺動脈肉腫；平滑筋肉腫	218
非ホジキンリンパ腫（原発性縦隔大細胞型B細胞リンパ腫）	232
胚細胞性腫瘍悪性（セミノーマ）	234
胚細胞性腫瘍良性（成熟嚢胞性奇形腫）	236
胸腺嚢胞	238
心膜嚢胞	240
気管支原性嚢胞	242
非浸潤性胸腺腫（正岡分類TypeⅠ・病理WHO分類type AB)	244
浸潤性胸腺腫（正岡分類TypeⅢ，病理WHO分類type B2)	246
胸腺癌	248
神経原性腫瘍（良性；神経鞘腫）	250
神経原性腫瘍（悪性；神経芽腫）	252
胸壁腫瘍；線維性胸膜腫瘍	264
胸壁腫瘍；線維性骨異形性	266
胸壁腫瘍；動脈瘤様骨嚢腫	268
胸壁腫瘍；胸壁脂肪腫	270
胸壁腫瘍；デスモイド腫瘍	272

胸壁腫瘍；神経鞘腫	274
陳旧性結核性胸膜炎（膿胸）と悪性腫瘍（肉腫）の合併	278
悪性胸膜中皮腫	280
肋骨軟骨肉腫	282
転移性胸壁腫瘍	284
横隔膜浸潤肺癌	288
肺癌胸膜播種	292
肺癌胸膜播種	294

炎症・感染症

陳旧性結核（石灰化肉芽腫）	114
菌球型アスペルギルス症，アスペルギローマ	118
肺化膿症	120
器質化肺炎	122
肺クリプトコッカス症	126
ニューモシスチス肺炎	144
マイコプラズマ肺炎	148
粟粒結核	150
肺結核（経気道性，結核腫）	166
肺結核（経気道性，tree-in-bud）	168
びまん性汎細気管支炎	184
アレルギー性気管支肺アスペルギルス症	190

Swyer-James症候群	204
縦隔膿瘍（降下性壊死性縦隔炎）	224
結核性リンパ節炎	230
癌性胸膜炎	256
有瘻性膿胸	262
穿通性膿胸（肋骨周囲膿瘍）	286

びまん性疾患

慢性好酸球性肺炎	134
特発性器質化肺炎	136
通常型間質性肺炎	138
通常型間質性肺炎急性増悪	140
粟粒結核	150
癌性リンパ管症	162
過敏性肺臓炎	164
びまん性汎細気管支炎	170
肺気腫（小葉中心性）	172
肺気腫（汎小葉性）	174

血管病変

肺動脈瘤；ベーチェット症候群；Hughes-Stovin症候群を含む	208
肺動脈奇形；肺動静脈瘻	210
肺高血圧症	212

Contents

肺血栓塞栓症 214
縦隔血腫（交通外傷・腕頭動脈損傷による縦隔血腫） 222

気道系病変

びまん性汎細気管支炎 170
びまん性汎細気管支炎 184
Williams-Campbell 症候群 186

外傷

吸引（気道系）異物 194
縦隔気腫 226

塵肺症

円形無気肺 124
珪肺症 176

免疫活性変化

慢性好酸球性肺炎 134
過敏性肺臓炎 164

その他

先天性囊胞状腺腫様形成異常（CCAM）または先天性肺気道形成異常（CPAM） 130
Wegener 肉芽腫症 142
サルコイドーシス 146
放射性肺臓炎 178
囊胞性線維症 182
Williams-Campbell 症候群 186
Kartagener 症候群 188
奇形気管気管支分岐；気管気管支 200
奇形気管気管支分岐；副心臓支 202
肺動脈瘤；ベーチェット症候群：Hughes-Stovin 症候群を含む 208
肺動脈奇形；肺動静脈瘻 210
線維性縦隔炎 228
自然気胸 258
血胸 260
漏斗胸 276
食道裂孔ヘルニア 290

◀ カラーアトラス ▶

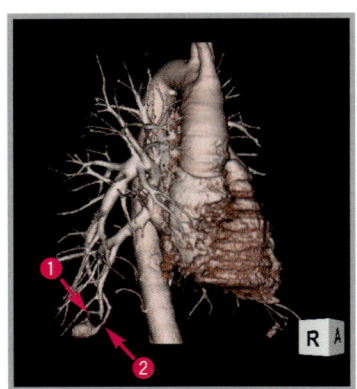

単純型肺動脈奇形のVR像（P.211参照）

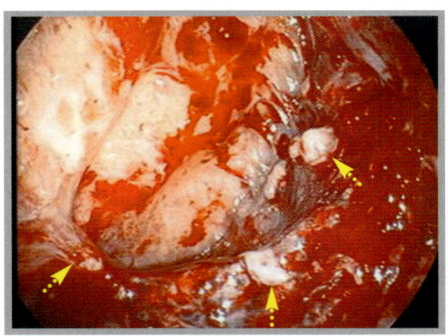

肺癌胸膜播種例の胸腔鏡下胸膜生検時所見（P.293参照）

● 執筆者一覧 ●

編　集

櫛橋　　民生（昭和大学横浜市北部病院放射線科）
藤澤　　英文（昭和大学横浜市北部病院放射線科）

執筆者（50音順）

浮洲龍太郎（昭和大学横浜市北部病院放射線科）
大場啓一郎（昭和大学横浜市北部病院放射線科）
片岡　　大輔（昭和大学病院呼吸器外科）
門倉　　光隆（昭和大学病院呼吸器外科）
櫛橋　　民生（昭和大学横浜市北部病院放射線科）
武中　　泰樹（昭和大学横浜市北部病院放射線科）
竹山　　信之（昭和大学藤が丘病院放射線科）
藤澤　　英文（昭和大学横浜市北部病院放射線科）

◀画像ページの見かた▶

■各章は部位によって分類されています
■左ページには正常画像を並べ、主な解剖部位の名称を列挙しました

左ページ：正常画像

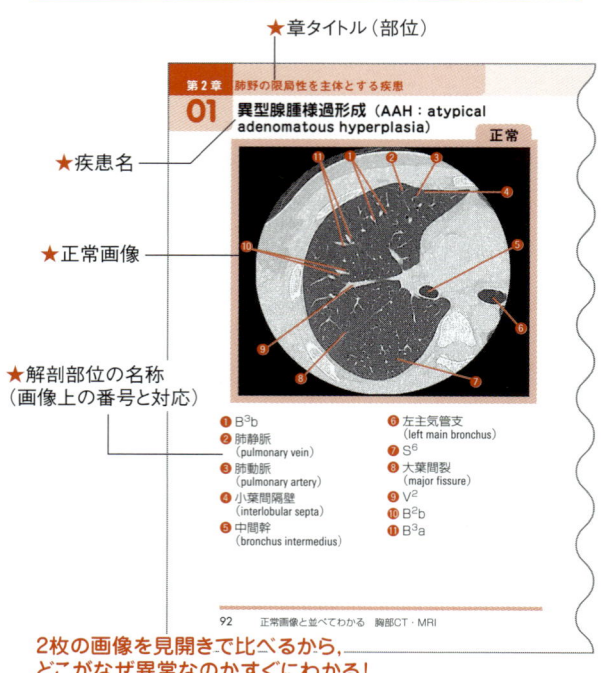

★章タイトル（部位）
★疾患名
★正常画像
★解剖部位の名称（画像上の番号と対応）

第2章　肺野の限局性を主体とする疾患
01　異型腺腫様過形成（AAH：atypical adenomatous hyperplasia）

正常

❶ B³b
❷ 肺静脈（pulmonary vein）
❸ 肺動脈（pulmonary artery）
❹ 小葉間隔壁（interlobular septa）
❺ 中間幹（bronchus intermedius）
❻ 左主気管支（left main bronchus）
❼ S⁶
❽ 大葉間裂（major fissure）
❾ V²
❿ B²b
⓫ B³a

92　正常画像と並べてわかる　胸部CT・MRI

2枚の画像を見開きで比べるから、どこがなぜ異常なのかすぐにわかる！

この構成が適用されているのは第2章以降となります.

■右ページには左頁と同じような断面で,病変のある画像を並べ,病変部位を矢印や矢頭で示しています.インデックスは疾患分類を示しています

右ページ:病変のある画像

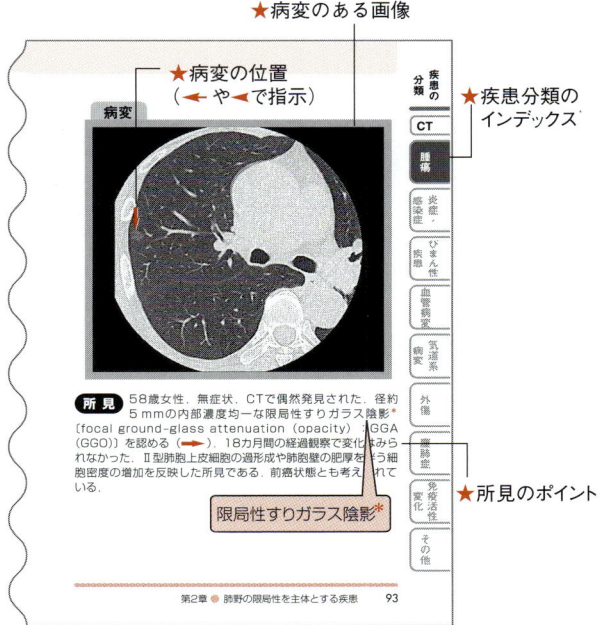

★病変のある画像

★病変の位置 (← や ◄ で指示)

★疾患分類のインデックス

★所見のポイント

所見 58歳女性.無症状.CTで偶然発見された.径約5 mmの内部濃度均一な限局性すりガラス陰影*〔focal ground-glass attenuation (opacity) (GGA (GGO)〕を認める (→).18カ月間の経過観察で変化はみられなかった.Ⅱ型肺胞上皮細胞の過形成や肺胞壁の肥厚をうち細胞密度の増加を反映した所見である.前癌状態とも考えられている.

限局性すりガラス陰影*

第2章 ● 肺野の限局性を主体とする疾患　93

★重要語句には*印がついており,巻末に用語解説あり

序章
基本的画像診断のポイント

（藤澤英文，櫛橋民生）

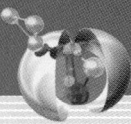

序章 基本的画像診断のポイント

01 胸部疾患に対する画像診断

　胸部疾患に対する第1選択検査は胸部X線写真である．胸部CTは，精査目的や経過観察に用いられることが多く，X線写真で確認できない異常も描出されることがある．きわめて有用な検査であり，今日の日常診療において胸部CTは普遍的な検査となっている．最近ではCT検診などスクリーニング目的でCTが撮影される機会も増えてきている．

　本章では，胸部CTのポイントとして，その特徴，撮影の基本と工夫，高分解能CT（high resolution CT：HRCT）の意義と特徴，CT所見用語の説明，胸部MRIの特徴と役割などを述べる．

02 CTのポイント

　胸部は，多量の空気からなる肺実質と心大血管や脂肪などの軟部組織から構成される縦隔というX線吸収値が大きく異なる2つの領域からなることが，頭部や腹部など他領域と大きく異なる点である．したがって，胸部CTは肺野を表示対象とした肺野条件表示画像と，縦隔を表示対象とした縦隔条件表示画像から構成される（図1）．

　一般に，肺野条件表示はウィンドウレベル－500〜－700HU，ウィンドウ幅1,000〜2,000HU程度，縦隔条件表示はウィンドウレベル＋30〜＋50HU，ウィンドウ幅250〜400HUの画像が適している．

　撮影方法は機種の性能に依存するが，十分な呼吸停止のもとで全肺の連続スキャンが望ましく，表示スライス厚は5〜10mmが一般的である．

　肺野条件表示画像では，肺炎や肺腫瘍など肺実質病変を評価する．縦隔条件表示画像では，縦隔腫瘍，リンパ節，大血管などを評価する．

　血管病変や縦隔病変の診断や血流評価，血行動態の把握には造影CTが有用である．血流の詳細評価を必要としない造影CTにおいては，通常造影剤100mL程度（体重1kgあたり2mL）を秒間1〜2mL程度で注入し，注入開始50〜90秒程度で撮影を開始することが多い．肺動脈血栓塞栓症，心大血管疾患，腫瘍の血流動態把握などでは，秒間2〜5mL程度，注入開始15〜30秒程度の早期相の撮影が，診断に有用である．

図1 ●同一断面における肺野条件表示（Ⓐ）と縦隔条件表示（Ⓑ）

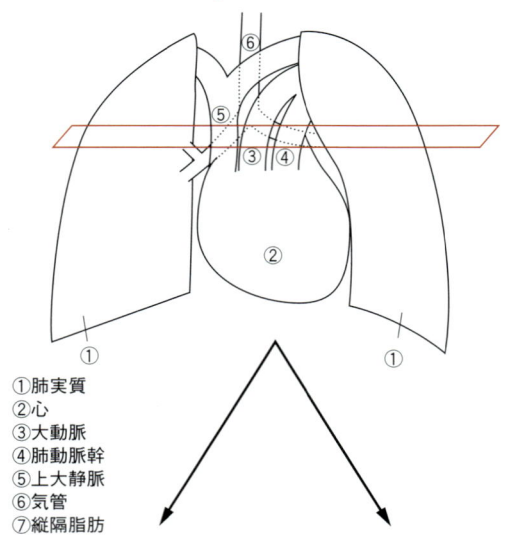

①肺実質
②心
③大動脈
④肺動脈幹
⑤上大静脈
⑥気管
⑦縦隔脂肪

Ⓐ 肺野条件表示

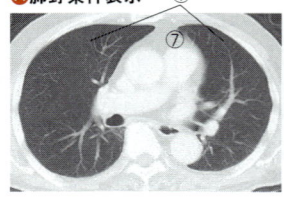

Ⓑ 縦隔条件表示

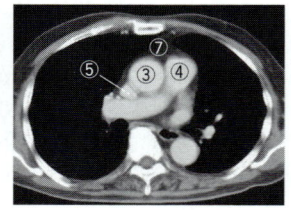

①高分解能CT（HRCT）の意義と特徴

　HRCTは，肺微細構造を観察することができるほどの高い空間分解能を有するCT画像で，1〜3mm以下の薄いコリメーションで撮影し，高周波成分を強調した再構成関数を用い，小さなFOV（field of view, 通常は片肺）で表示される．HRCTで描出される小葉内構造は小葉内で二〜三次分岐をし，終末細気管支に至るまでの気道を伴走している小葉内肺動脈である．これらは小葉中心に位置しているので，HRCTで認められる細小の肺動脈位置は小葉中心部と認識できる．小葉辺縁には小葉間隔壁が存在するが，厚さ100μm以上ないとHRCTで描出できないので，正常肺野において小葉間隔壁は確認できないことが通常である．小葉間を走行する肺静脈が小葉辺縁の目印になる（図2）．

　これらの肺微細構造をHRCTでは観察することが可

図2 ● HRCTで描出される肺末梢微細構造

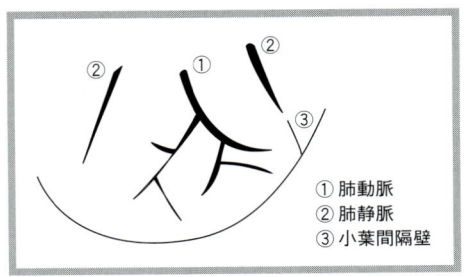

① 肺動脈
② 肺静脈
③ 小葉間隔壁

能であるので，胸部X線写真では詳細な解析が難しいびまん性肺疾患はHRCTの出現により正確に病変の形態や局在の把握ができるようになった．すなわち，病変の性状や局在と二次小葉や気管支肺血管束との関係から，鑑別疾患を絞り込むことが可能になった．HRCTはびまん性肺疾患の診断には必須であり，そのほかにも肺結節・腫瘍の質的診断や病変範囲決定などにも有用である．

② CT所見用語の説明

　初学者が胸部X線写真や胸部CTを読影するときに，異常部位がわかっているにもかかわらず上手に伝わるような表現ができないことがよくある．これは，胸部画像診断特有の用語の理解とその使い方が不十分であることが一因であろう．ここでは代表的な胸部CT所見用語をわかりやすく平易に解説する（図3）．

- 線状影：ほぼ一定の太さの線状陰影．太さ5 mm以下を指すこともある（Ⓐ）．
- 網状影：線状陰影が網目状に組み合わさって見える陰影（Ⓐ，Ⓑ）．
- 気管支血管束肥厚：気管支と伴走する肺動脈の周囲間質に浮腫や浸潤，線維化などの変化が起こり，肥厚した状態．気管支血管周囲間質肥厚ともいわれる（Ⓒ）．
- 牽引性気管支拡張：周囲肺実質の線維化と肺胞構造の破壊などによる不規則な拡張の気管支像．肺線維

化を強く示唆する重要な所見（**B**）．
- 小葉間隔壁肥厚：正常では見えない小葉辺縁構造の線状肥厚．小葉間隔壁の炎症や浮腫，肺静脈や肺リンパ管などの異常に起因する（**D**）．
- 小葉中心性病変：肺野末梢の細気管支血管束の腫大としてみられる．病因として，細気管支血管束間質肥厚と経気道病変による細気管支拡張肥厚がある（**E**）．
- 蜂窩肺：径 2〜10 mm ほどの輪状影，嚢胞影の集簇で，胸膜直下に分布する（**B**, **F**）．
- 粒状影：径 3 mm 以下の小陰影．
- 結節影：径 3〜30 mm の陰影．
- 腫瘤影：径 30 mm 以上の陰影．
- すりガラス陰影：内部の肺血管構造を認識できる程度の淡い陰影．GGO（ground-glass opacity）や GGA（ground-glass attenuation）ともいわれる（**G**）．
- 浸潤影：内部の肺血管構造が認識できないほどの濃い陰影．エアーブロンコグラムを伴うことが多い．コンソリデーションとほぼ同義語として使われる（**G**）．
- スピクラ：肺腫瘍の周囲にみられる棘状の線状影．癌細胞浸潤，線維化，炎症などが原因となる（**H**）．
- 胸膜陥入像：胸膜が肺腫瘍方向に引き込まれた状態．肺腫瘍の線維化収縮とともに胸膜を引き込む（**H**）．原発性肺癌にみられるが，炎症性腫瘍にも認められる．

- サテライト病変：主病変周囲に分布する多数の小結節．衛星病巣，撒布巣，随伴病巣などともよばれる．経気道感染を反映した所見（❶）．

図3 ●代表的な胸部CT画像

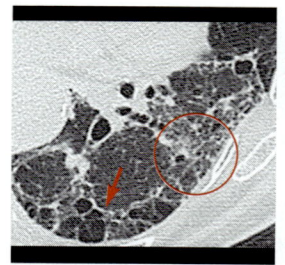

Ⓐ 網状影（◯），線状影（➡）

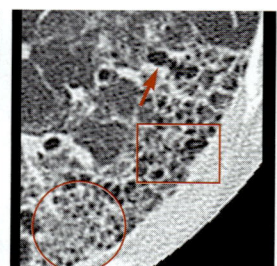

Ⓑ 牽引性気管支拡張（➡）網状影（◯），蜂窩肺（□）

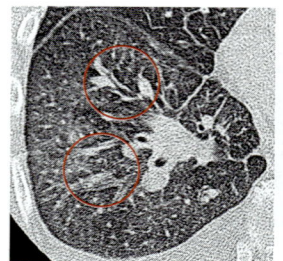

Ⓒ 気管支血管束肥厚（◯）

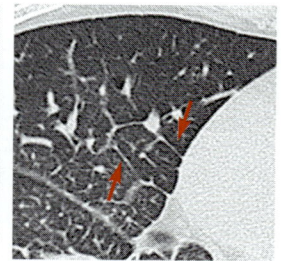

Ⓓ 小葉間隔壁肥厚（➡）

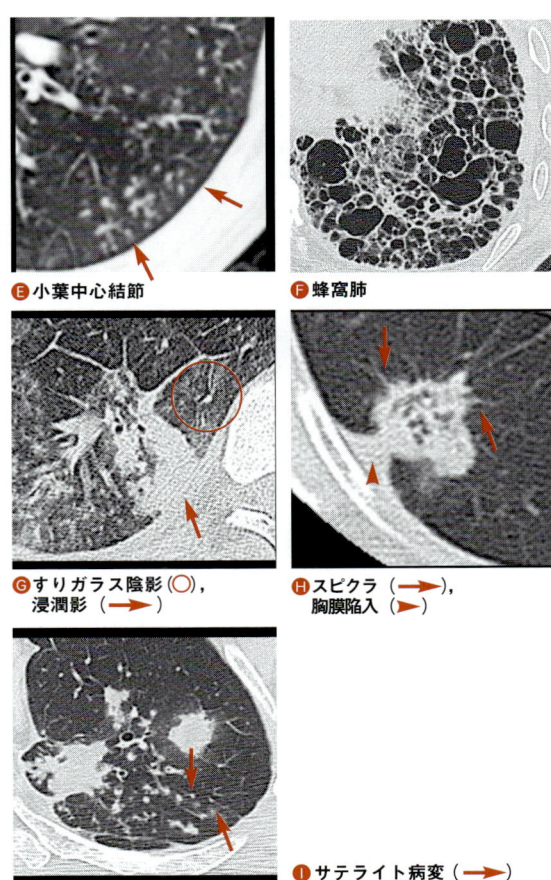

Ⓔ 小葉中心結節　　　　Ⓕ 蜂窩肺

Ⓖ すりガラス陰影（○），浸潤影（→）　　Ⓗ スピクラ（→），胸膜陥入（▶）

Ⓘ サテライト病変（→）

序章 ● 基本的画像診断のポイント

03 MRIのポイント

序章　基本的画像診断のポイント

　胸部領域のMRIの役割は縦隔病変，胸膜病変，血管病変，肺野病変に分けて考えるとよいが，特に縦隔，肺野の悪性腫瘍の進展や浸潤の評価に有用である．

①縦隔病変

　縦隔病変では，縦隔腫瘍の質的診断や周囲浸潤などの決定に対して使用される．現在ではMDCT（multi detector row CT）での多時相撮影や再構成画像を付加することにより，十分な情報が得られることが多いので，CTで疑問が残る症例やCTでは得られなかった情報に対してMRIを行うことが一般的である．

　縦隔腫瘍ではT1強調像やT2強調像での信号強度で腫瘍組織の推定を行うが，充実性腫瘍で特異的所見を示す病変は多くない．周囲浸潤などの腫瘍範囲評価には多方向撮像が望ましい．

　造影を行うことで，腫瘍血流の評価が可能になる．脂肪抑制法を併用した造影T1強調像は縦隔脂肪と腫瘍とのコントラストがより強調されるので，有用な撮像法となる．

　また，MRIは組織分解能に優れるため，造影剤を使用しなくても診断可能なことがある．任意の撮像断面が得られることはMRIの大きな利点の1つである．

　撮像はスピンエコー（SE）法または高速SE法のT1強調像，T2強調像が基本であり，撮像断面は横断像が

基本になるが,CTなどで前もって横断像以外の撮像断面が有用とわかっているときには,矢状断像や冠状断像を撮像する.T2強調像では縦隔脂肪と腫瘍の両者とも高信号として描出されることがあるので,脂肪抑制T2強調像も有用である.

②胸膜病変

悪性中皮腫や膿胸などの胸膜病変では,T1強調像,T2強調像,造影T1強調像を各方向の撮像断面と適宜組み合わせ撮像するとよい.横隔膜を含んだ病変では,冠状断像や矢状断像が基本となる.

③肺野病変

肺野病変に対するMRIの適応は肺癌の浸潤評価が主である.パンコースト腫瘍の腫瘍進展範囲評価と鎖上部や頸部の血管や神経への浸潤評価,肺底部に生じた腫瘍の横隔膜浸潤の評価,心膜や縦隔構造物への浸潤評価,などで有用であり,T1強調像,T2強調像,造影T1強調像を各撮像断面と適宜組み合わせ撮像する.T1強調冠状断像は縦隔,肺門部リンパ節の評価に有用となることがある.腫瘍の胸壁浸潤にシネMRIが有用なことがある.

第1章
正常胸部CT（MRI）像

（大場啓一郎，藤澤英文，櫛橋民生）

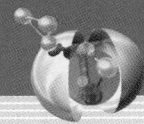

第1章 正常胸部CT（MRI）像

01 造影CT 矢状断像（上大静脈レベル）

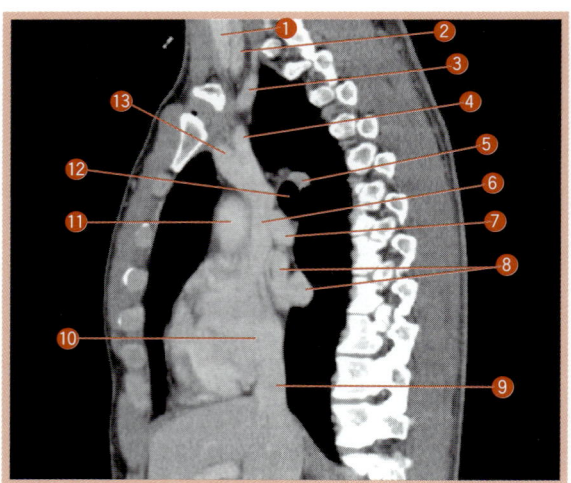

1. 甲状腺 (thyroid)
2. 右総頸動脈 (right common carotid artery)
3. 右鎖骨下動脈 (right subclavian artery)
4. 右腕頭静脈 (right brachiocephalic vein)
5. 奇静脈弓 (azygos arch)
6. 上大静脈 (superior vena cava)
7. 右肺動脈 (right pulmonary artery)
8. 右肺静脈 (right pulmonary vein)
9. 下大静脈 (inferior vena cava)
10. 右心房 (right atrium)
11. 上行大動脈 (ascending aorta)
12. 右主気管支 (right main bronchus)
13. 左腕頭静脈 (left brachiocephalic vein)

02 造影CT 矢状断像（上行大動脈レベル）

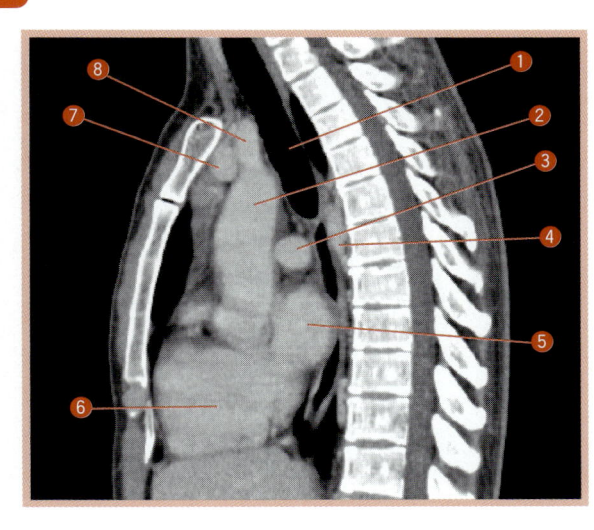

1. 気管（trachea）
2. 上行大動脈（ascending aorta）
3. 右肺動脈（right pulmonary artery）
4. 奇静脈（azygos vein）
5. 左心房（left atrium）
6. 右心室（right ventricle）
7. 左腕頭静脈（left brachiocephalic vein）
8. 腕頭動脈（brachiocephalic artery）

第1章 正常胸部CT（MRI）像

03 造影CT 矢状断像（右心室肺動脈レベル）

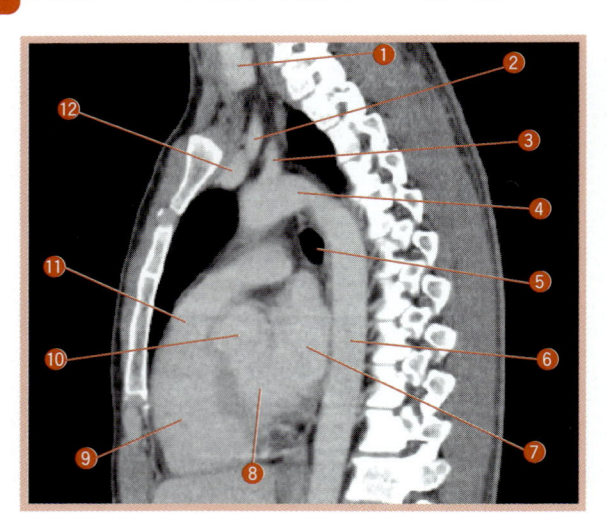

1. 甲状腺 (thyroid)
2. 左総頸動脈 (left common carotid artery)
3. 左鎖骨下動脈 (left subclavian artery)
4. 大動脈弓 (aortic arch)
5. 左主気管支 (left main bronchus)
6. 下行大動脈 (descending aorta)
7. 左心房 (left atrium)
8. 左心室 (left ventricle)
9. 右心室 (right ventricle)
10. 上行大動脈 (ascending aorta)
11. 肺動脈幹 (pulmonary trunk)
12. 左腕頭静脈 (left brachiocephalic vein)

04 造影CT 矢状断像（下行大動脈レベル）

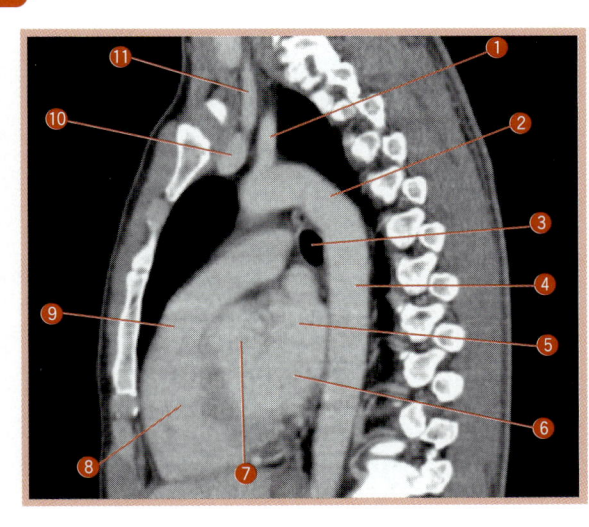

1. 左鎖骨下動脈（left subclavian artery）
2. 大動脈弓（aortic arch）
3. 左主気管支（left main bronchus）
4. 下行大動脈（descending aorta）
5. 左心房（left atrium）
6. 左心室（left ventricle）
7. 上行大動脈（ascending aorta）
8. 右心室（right ventricle）
9. 肺動脈幹（pulmonary trunk）
10. 左腕頭静脈（left brachiocephalic vein）
11. 左総頸動脈（left common carotid artery）

第1章 ● 正常胸部CT（MRI）像

第1章 正常胸部CT（MRI）像

05 造影CT　矢状断像（左心室レベル）

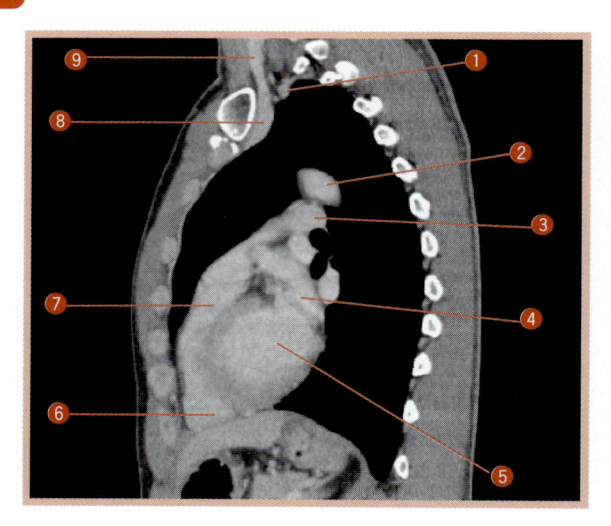

❶ 左鎖骨下動脈（left subclavian artery）
❷ 大動脈弓（aortic arch）
❸ 左肺静脈（left pulmonary vein）
❹ 左心房（left atrium）
❺ 左心室（left ventricle）
❻ 右心室（right ventricle）
❼ 肺動脈幹（pulmonary trunk）
❽ 左腕頭静脈（left brachiocephalic vein）
❾ 左内頸静脈（left internal jugular vein）

06 造影CT 冠状断像（奇静脈レベル）

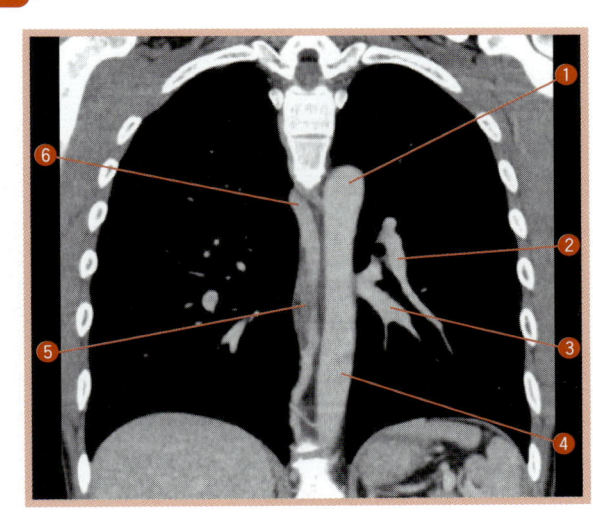

1. 大動脈弓（aortic arch）
2. 左肺動脈（left pulmonary artery）
3. 左下肺静脈（left inferior pulmonary vein）
4. 下行大動脈（descending aorta）
5. 奇静脈（azygos vein）
6. 奇静脈弓（azygos arch）

第1章 ● 正常胸部CT（MRI）像

第1章 正常胸部CT（MRI）像

07 造影CT 冠状断像（肺動脈レベル）

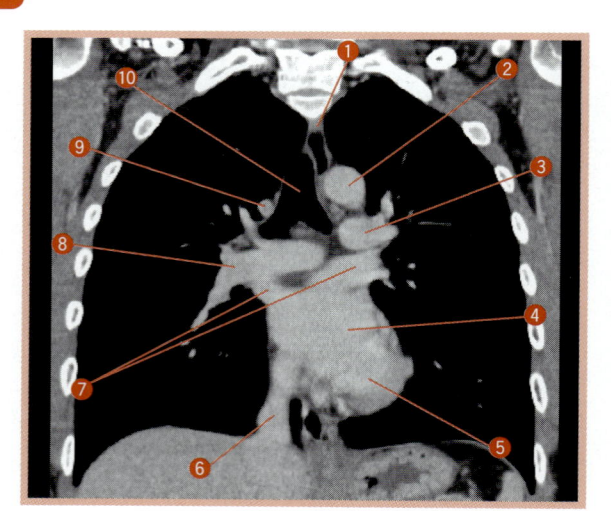

1. 食道（esophagus）
2. 大動脈弓（aortic arch）
3. 左肺動脈（left pulmonary artery）
4. 左心房（left atrium）
5. 左心室（left ventricle）
6. 下大静脈（inferior vena cava）
7. 肺静脈（pulmonary vein）
8. 右肺動脈（right pulmonary artery）
9. 奇静脈弓（azygos arch）
10. 気管（trachea）

08 造影CT 冠状断像（左心房レベル）

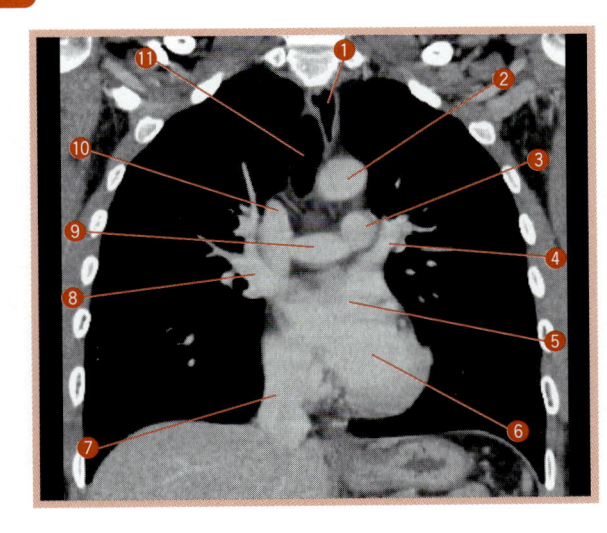

1. 食道 (esophagus)
2. 大動脈弓 (aortic arch)
3. 左肺動脈 (left pulmonary artery)
4. 左上肺静脈 (left superior pulmonary vein)
5. 左心房 (left atrium)
6. 左心室 (left ventricle)
7. 下大静脈 (inferior vena cava)
8. 右上肺静脈 (right superior pulmonary vein)
9. 右肺動脈 (right pulmonary artery)
10. 上大静脈 (superior vena cava)
11. 気管 (trachea)

第1章 ● 正常胸部CT（MRI）像

第1章 正常胸部CT（MRI）像

09 造影CT 冠状断像（右心房レベル）

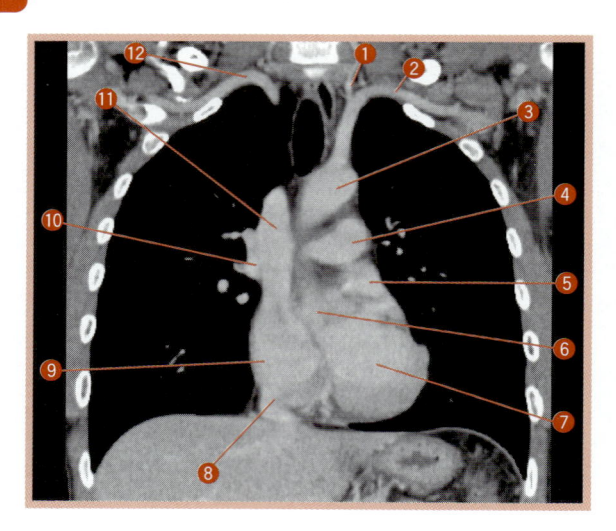

- ❶ 左椎骨動脈（left vertebral artery）
- ❷ 左鎖骨下動脈（left subclavian artery）
- ❸ 大動脈弓（aortic arch）
- ❹ 肺動脈幹（pulmonary trunk）
- ❺ 左心房（left atrium）
- ❻ 上行大動脈（ascending aorta）
- ❼ 左心室（left ventricle）
- ❽ 下大静脈（inferior vena cava）
- ❾ 右心房（right atrium）
- ❿ 右肺静脈（right pulmonary vein）
- ⓫ 上大静脈（superior vena cava）
- ⓬ 右鎖骨下動脈（right subclavian artery）

造影CT 冠状断像（左心室レベル）

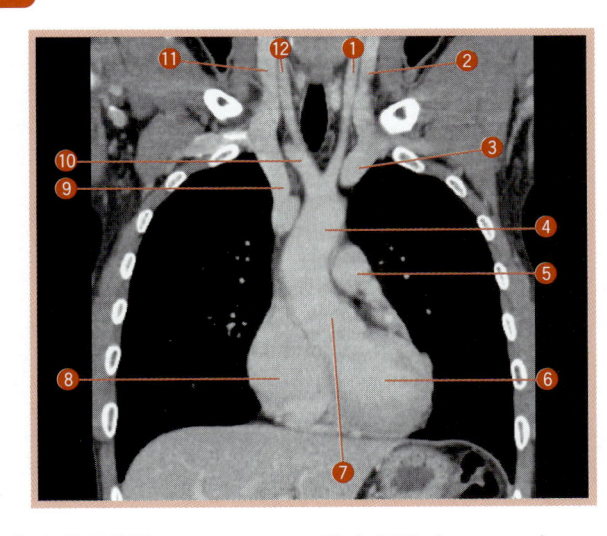

1. 左総頸動脈（left common carotid artery）
2. 左内頸静脈（left internal jugular vein）
3. 左腕頭静脈（left brachiocephalic vein）
4. 大動脈弓（aortic arch）
5. 肺動脈（pulmonary artery）
6. 左心室（left ventricle）
7. 上行大動脈（ascending aorta）
8. 右心房（right atrium）
9. 右腕頭静脈（right brachiocephalic vein）
10. 腕頭動脈（brachiocephalic artery）
11. 右内頸静脈（right internal jugular vein）
12. 右総頸動脈（right common carotid artery）

第1章 正常胸部CT（MRI）像

11 造影CT 横断像（甲状腺レベル）

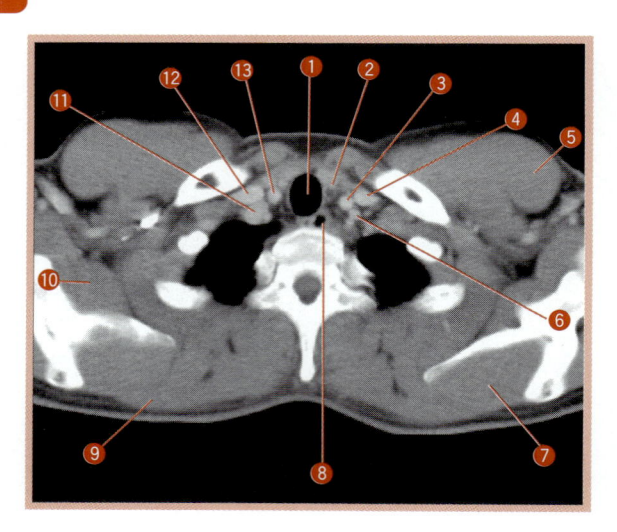

1. 気管（trachea）
2. 甲状腺（thyroid）
3. 左総頸動脈（left common carotid artery）
4. 左腕頭静脈（left brachiocephalic vein）
5. 大胸筋（pectoralis major muscle）
6. 左鎖骨下動脈（left subclavian artery）
7. 棘上筋（supraspinatus muscle）
8. 食道（esophagus）
9. 僧帽筋（trapezius muscle）
10. 肩甲下筋（subscapularis muscle）
11. 右鎖骨下動脈（right subclavian artery）
12. 右腕頭静脈（right brachiocephalic vein）
13. 右総頸動脈（right common carotid artery）

2 造影CT 横断像（上縦隔上部レベル①）

❶ 気管 (trachea)
❷ 左総頸動脈 (left common carotid artery)
❸ 左鎖骨下動脈 (left subclavian artery)
❹ 左腕頭静脈 (left brachiocephalic vein)
❺ 大胸筋 (pectoralis major muscle)
❻ 食道 (esophagus)
❼ 肩甲下筋 (subscapularis muscle)
❽ 僧帽筋 (trapezius muscle)
❾ 右腕頭静脈 (right brachiocephalic vein)
❿ 右鎖骨下動脈 (right subclavian artery)
⓫ 右総頸動脈 (right common carotid artery)

第1章 ● 正常胸部CT（MRI）像

第1章 正常胸部CT（MRI）像

13 造影CT 横断像（上縦隔上部レベル②）

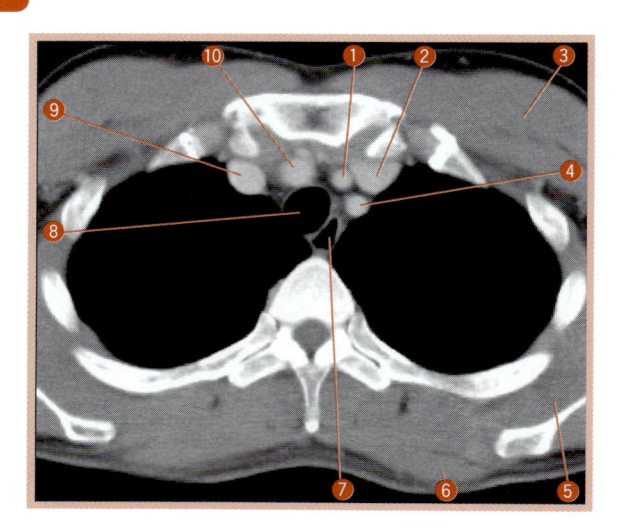

1. 左総頸動脈（left common carotid artery）
2. 左腕頭静脈（left brachiocephalic vein）
3. 大胸筋（pectoralis major muscle）
4. 左鎖骨下動脈（left subclavian artery）
5. 肩甲下筋（subscapularis muscle）
6. 僧帽筋（trapezius muscle）
7. 食道（esophagus）
8. 気管（trachea）
9. 右腕頭静脈（right brachiocephalic vein）
10. 腕頭動脈（brachiocephalic artery）

4 造影CT 横断像（左腕頭静脈レベル）

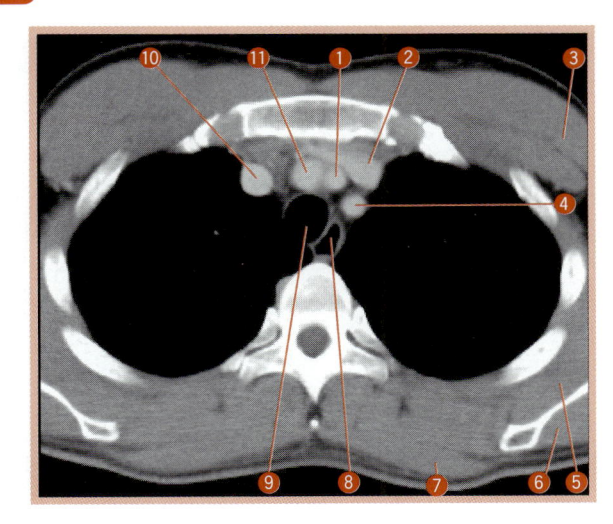

1. 左総頸動脈（left common carotid artery）
2. 左腕頭静脈（left brachiocephalic vein）
3. 大胸筋（pectoralis major muscle）
4. 左鎖骨下動脈（left subclavian artery）
5. 肩甲下筋（subscapularis muscle）
6. 棘下筋（infraspinatus muscle）
7. 僧帽筋（trapezius muscle）
8. 食道（esophagus）
9. 気管（trachea）
10. 右腕頭静脈（right brachiocephalic vein）
11. 腕頭動脈（brachiocephalic artery）

第1章 ● 正常胸部CT（MRI）像

第1章 正常胸部CT（MRI）像

15 造影CT 横断像（大動脈弓レベル）

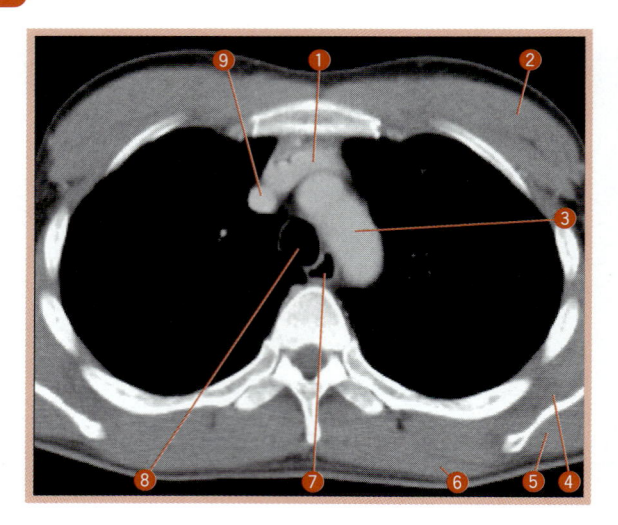

1. 左腕頭静脈（left brachiocephalic vein）
2. 大胸筋（pectoralis major muscle）
3. 大動脈弓（aortic arch）
4. 肩甲下筋（subscapularis muscle）
5. 棘下筋（infraspinatus muscle）
6. 僧帽筋（trapezius muscle）
7. 食道（esophagus）
8. 気管（trachea）
9. 右腕頭静脈（right brachiocephalic vein）

6 造影CT 横断像（奇静脈弓レベル）

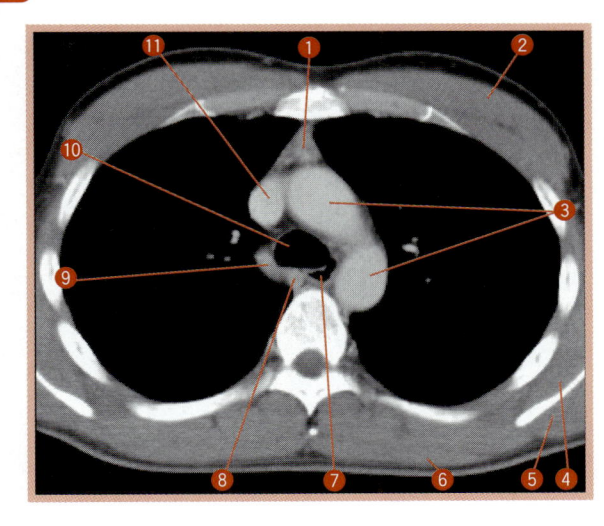

❶ 胸腺（thymus）
❷ 大胸筋（pectoralis major muscle）
❸ 大動脈弓（aortic arch）
❹ 肩甲下筋（subscapularis muscle）
❺ 棘下筋（infraspinatus muscle）
❻ 僧帽筋（trapezius muscle）
❼ 食道（esophagus）
❽ 奇静脈（azygos vein）
❾ 奇静脈弓（azygos arch）
❿ 気管（trachea）
⓫ 上大静脈（superior vena cava）

第1章 ● 正常胸部CT（MRI）像

第1章 正常胸部CT（MRI）像

17 造影CT 横断像
（気管分岐部・左肺動脈レベル）

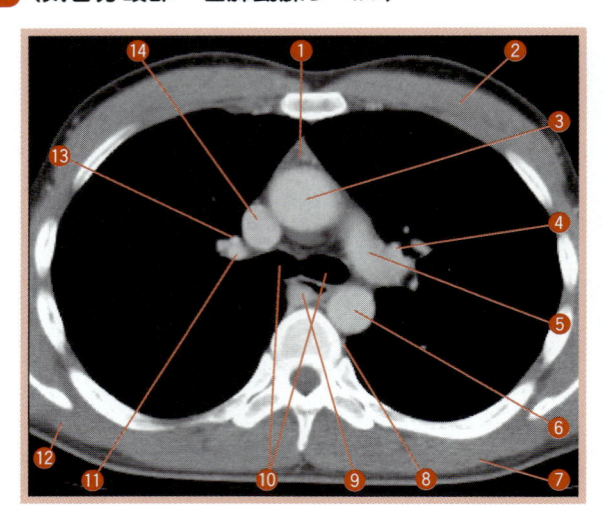

1. 胸腺（thymus）
2. 大胸筋（pectoralis major muscle）
3. 上行大動脈（ascending aorta）
4. 左V^{1+2}
5. 右肺動脈（right pulmonary artery）
6. 下行大動脈（descending aorta）
7. 僧帽筋（trapezius muscle）
8. 半奇静脈（hemiazygos vein）
9. 奇静脈（azygos vein）
10. 左右主気管支（left and right main bronchus）
11. 右上幹動脈（right superior trunk artery）
12. 広背筋（latissimus dorsi muscle）
13. 右V^1
14. 上大静脈（superior vena cava）

8 造影CT 横断像
（右肺動脈・左肺門部レベル）

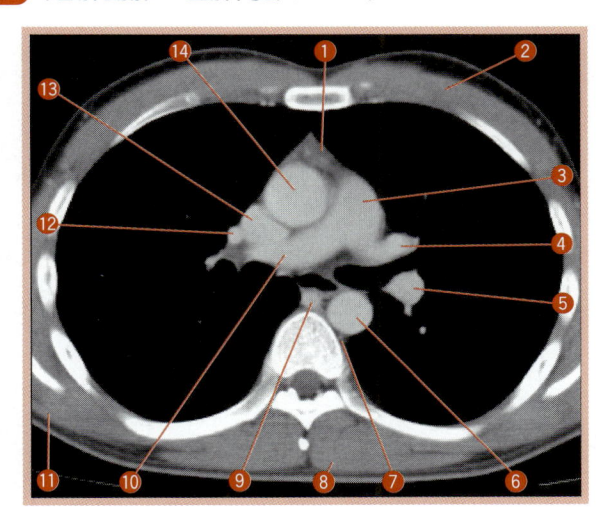

1. 胸腺 (thymus)
2. 大胸筋 (pectoralis major muscle)
3. 肺動脈幹 (pulmonary trunk)
4. 左上肺静脈 (left superior pulmonary vein)
5. 左葉間動脈 (left interlobular artery)
6. 下行大動脈 (descending aorta)
7. 半奇静脈 (hemiazygos vein)
8. 僧帽筋 (trapezius muscle)
9. 奇静脈 (azygos vein)
10. 右肺動脈 (right pulmonary artery)
11. 広背筋 (latissimus dorsi muscle)
12. 右上肺静脈 (right superior pulmonary vein)
13. 上大静脈 (superior vena cava)
14. 上行大動脈 (ascending aorta)

第1章 ● 正常胸部CT（MRI）像

19 造影CT 横断像（右肺門部レベル）

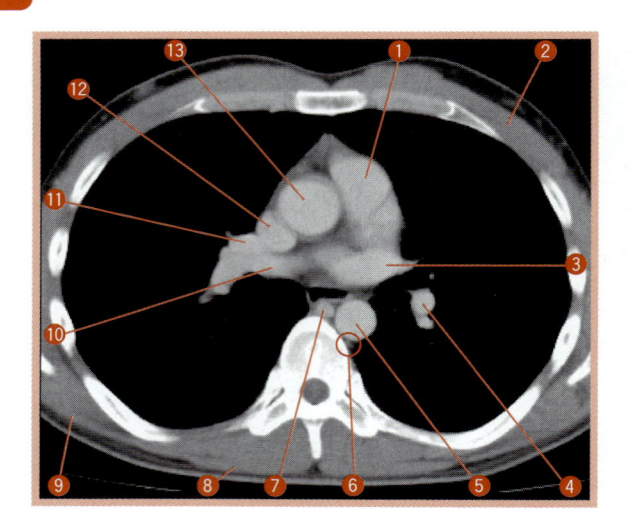

1. 肺動脈幹（pulmonary trunk）
2. 大胸筋（pectoralis major muscle）
3. 左上肺静脈（left superior pulmonary vein）
4. 左葉間動脈（left interlobular artery）
5. 下行大動脈（descending aorta）
6. 半奇静脈（hemiazygos vein）
7. 奇静脈（azygos vein）
8. 僧帽筋（trapezius muscle）
9. 広背筋（latissimus dorsi muscle）
10. 右肺動脈（right pulmonary artery）
11. 右上肺静脈（right superior pulmonary vein）
12. 上大静脈（superior vena cava）
13. 上行大動脈（ascending aorta）

造影CT 横断像（左心房上部レベル）

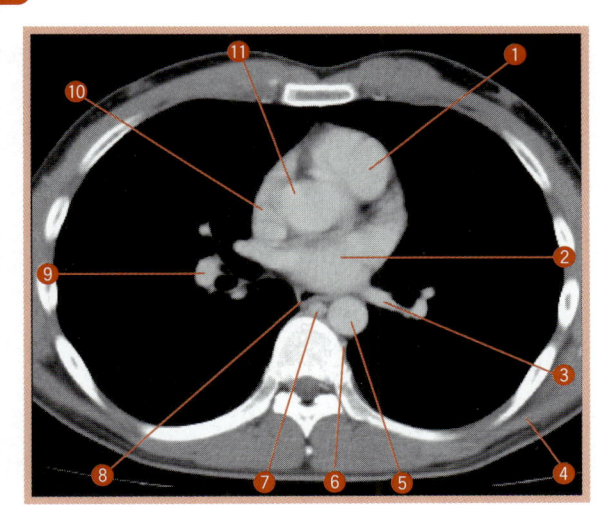

❶ 肺動脈幹
（pulmonary trunk）
❷ 左心房（left atrium）
❸ 左下肺静脈
（left inferior pulmonary vein）
❹ 広背筋
（latissimus dorsi muscle）
❺ 下行大動脈
（descending aorta）
❻ 半奇静脈
（hemiazygos vein）
❼ 奇静脈（azygos vein）
❽ 食道（esophagus）
❾ 右葉間動脈
（right interlobular artery）
❿ 右心房（right atrium）
⓫ 上行大動脈
（ascending aorta）

第1章 正常胸部CT（MRI）像

21 造影CT 横断像（上行大動脈起始部レベル）

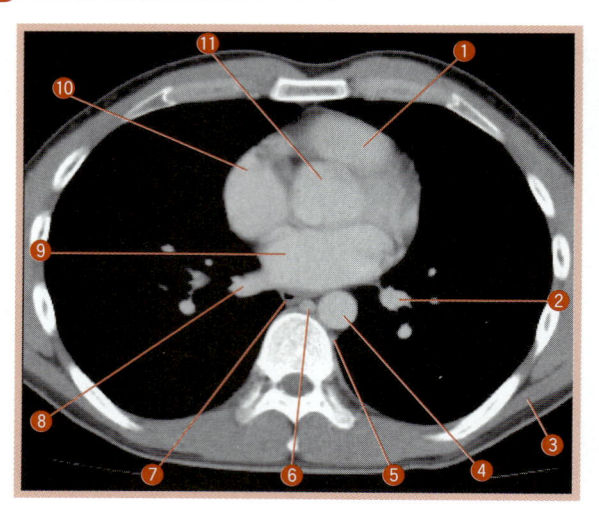

1. 右心室（right ventricle）
2. 左下肺静脈（left inferior pulmonary vein）
3. 広背筋（latissimus dorsi muscle）
4. 下行大動脈（descending aorta）
5. 半奇静脈（hemiazygos vein）
6. 奇静脈（azygos vein）
7. 食道（esophagus）
8. 右下肺静脈（right inferior pulmonary vein）
9. 左心房（left atrium）
10. 右心房（right atrium）
11. 上行大動脈（ascending aorta）

22 造影CT 横断像（右心房-右心室レベル）

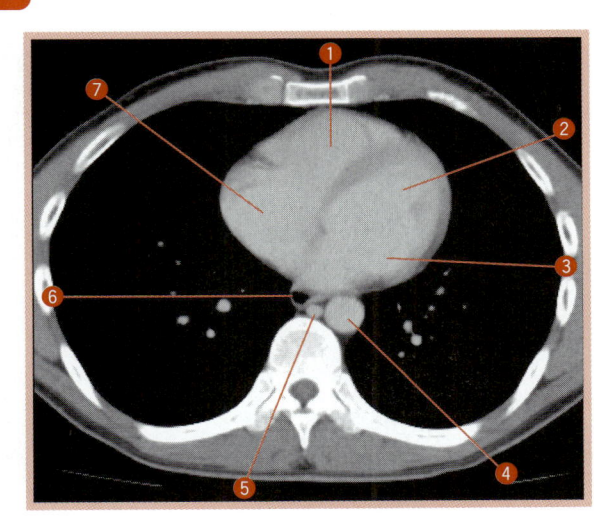

1. 右心室 (right ventricle)
2. 左心室 (left ventricle)
3. 左心房 (left atrium)
4. 下行大動脈 (descending aorta)
5. 奇静脈 (azygos vein)
6. 食道 (esophagus)
7. 右心房 (right atrium)

第1章 ● 正常胸部CT（MRI）像

第1章 正常胸部CT（MRI）像

23 造影CT 横断像
（下大静脈-右心房レベル）

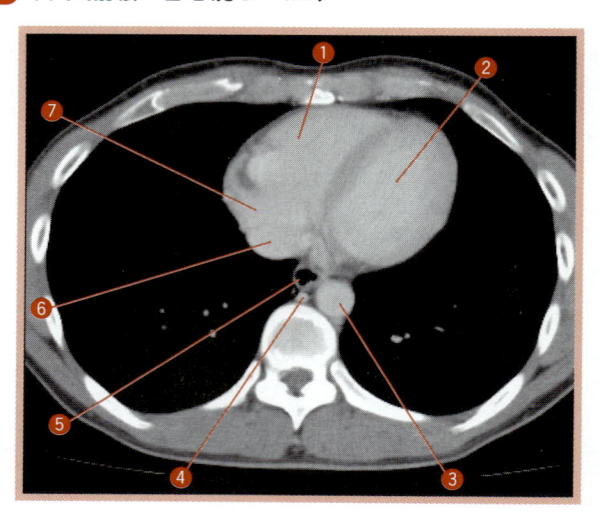

1. 右心室（right ventricle）
2. 左心室（left ventricle）
3. 下行大動脈（descending aorta）
4. 奇静脈（azygos vein）
5. 食道（esophagus）
6. 下大静脈（inferior vena cava）
7. 右心房（right atrium）

24 造影CT 横断像（心臓下部レベル）

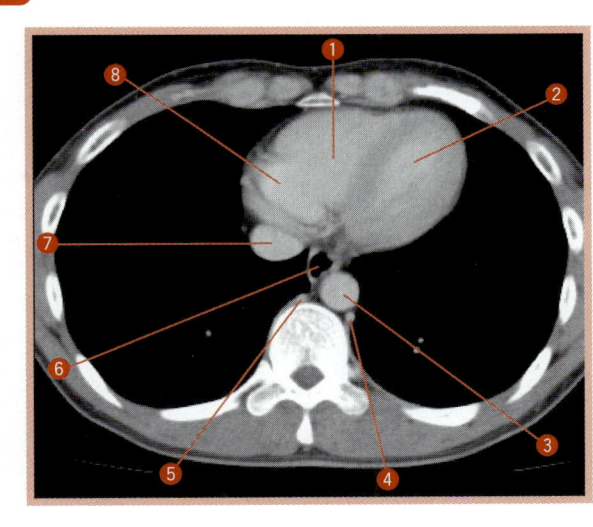

1. 右心室 (right ventricle)
2. 左心室 (left ventricle)
3. 下行大動脈 (descending aorta)
4. 半奇静脈 (hemiazygos vein)
5. 奇静脈 (azygos vein)
6. 食道 (esophagus)
7. 下大静脈 (inferior vena cava)
8. 右心房 (right atrium)

第1章 正常胸部CT（MRI）像

25 造影CT 横断像（肝円蓋部レベル）

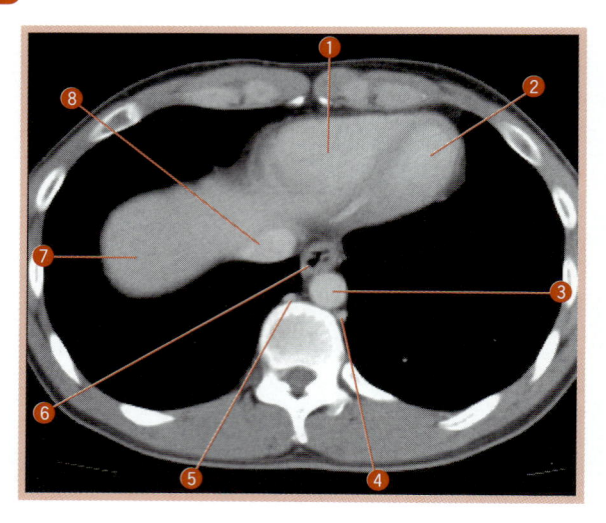

1. 右心室（right ventricle）
2. 左心室（left ventricle）
3. 下行大動脈（descending aorta）
4. 半奇静脈（hemiazygos vein）
5. 奇静脈（azygos vein）
6. 食道（esophagus）
7. 肝臓（liver）
8. 下大静脈（inferior vena cava）

26 胸腺

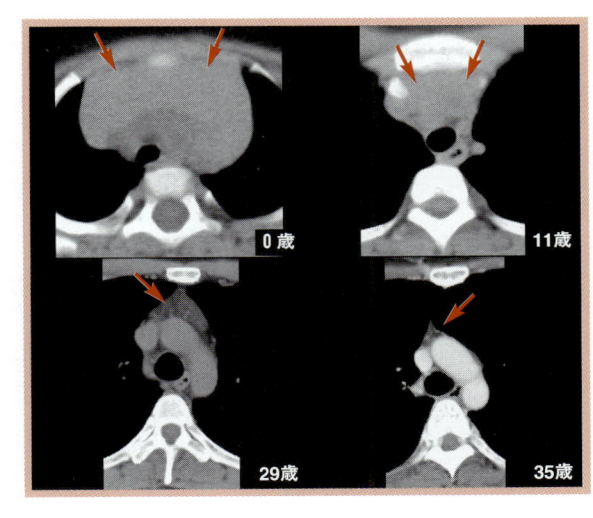

胸腺は年齢により変化する．乳幼児期は肺野に突出した内部均一な腫瘤として認められるが，次第に退縮し三角形となる．思春期以降に胸腺実質は脂肪へと変化し，20歳以降は前縦隔内に多発する点状の軟部濃度として認められる．以後胸腺実質は脂肪退縮が進んでいき，ほとんどが脂肪となる．

単純CTにて胸腺実質の吸収値は筋肉と同程度である．

第1章 ● 正常胸部CT（MRI）像

第1章 正常胸部CT（MRI）像

27 MRI 横断像（左腕頭静脈レベル）

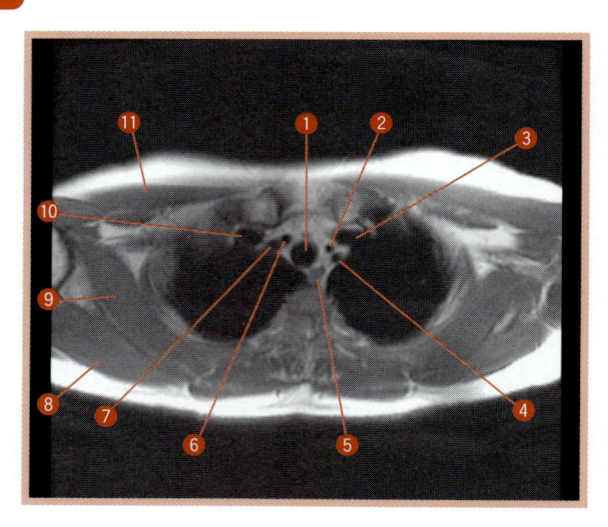

1. 気管（trachea）
2. 左総頸動脈（left common carotid artery）
3. 左腕頭静脈（left brachiocephalic vein）
4. 左鎖骨下動脈（left subclavian artery）
5. 食道（esophagus）
6. 右総頸動脈（right common carotid artery）
7. 右鎖骨下動脈（right subclavian artery）
8. 棘下筋（infraspinatus muscle）
9. 肩甲下筋（subscapularis muscle）
10. 右鎖骨下静脈（right subclavian vein）
11. 大胸筋（pectoralis major muscle）

28 MRI 横断像（大動脈弓三分枝レベル）

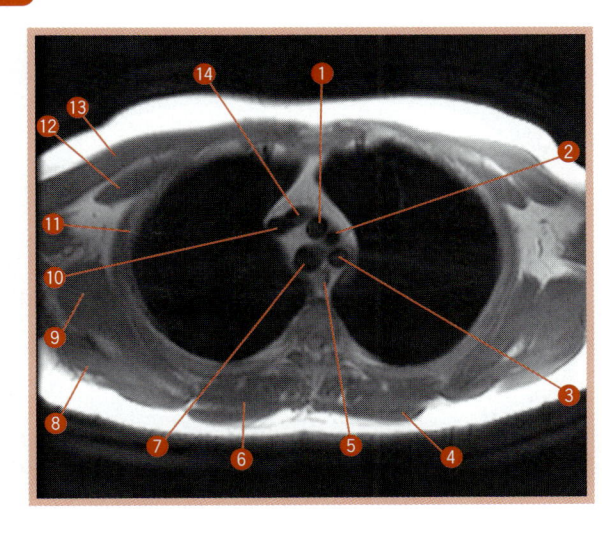

❶ 腕頭動脈
（brachiocephalic artery）
❷ 左総頸動脈
（left common carotid artery）
❸ 左鎖骨下動脈
（left subclavian artery）
❹ 僧帽筋（trapezius muscle）
❺ 食道（esophagus）
❻ 菱形筋（rhomboid muscle）
❼ 気管（trachea）
❽ 棘下筋
（infraspinatus muscle）
❾ 肩甲下筋
（subscapularis muscle）
❿ 右腕頭静脈
（right brachiocephalic vein）
⓫ 前鋸筋
（serratus anterior muscle）
⓬ 小胸筋
（pectoralis minor muscle）
⓭ 大胸筋
（pectoralis major muscle）
⓮ 左腕頭静脈
（left brachiocephalic vein）

第1章 ● 正常胸部CT（MRI）像

第1章　正常胸部CT（MRI）像

29 MRI 横断像（大動脈弓レベル）

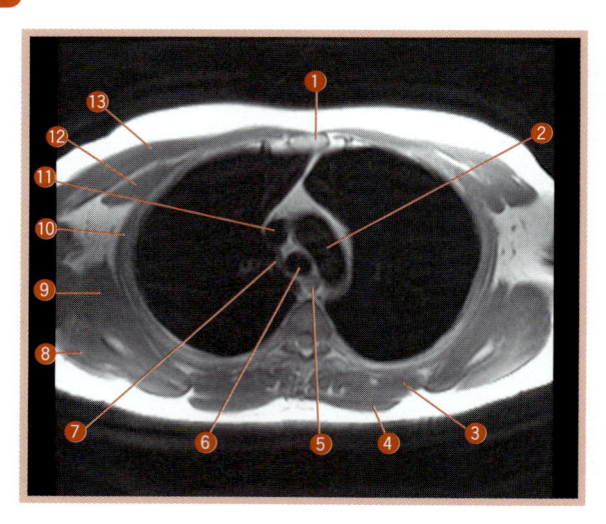

1. 胸骨 (sternum)
2. 大動脈弓 (aortic arch)
3. 菱形筋 (rhomboid muscle)
4. 僧帽筋 (trapezius muscle)
5. 食道 (esophagus)
6. 気管 (trachea)
7. 奇静脈弓 (azygos arch)
8. 棘下筋 (infraspinatus muscle)
9. 肩甲下筋 (subscapularis muscle)
10. 前鋸筋 (serratus anterior muscle)
11. 上大静脈 (superior vena cava)
12. 小胸筋 (pectoralis minor muscle)
13. 大胸筋 (pectoralis major muscle)

30 MRI 横断像（肺動脈レベル）

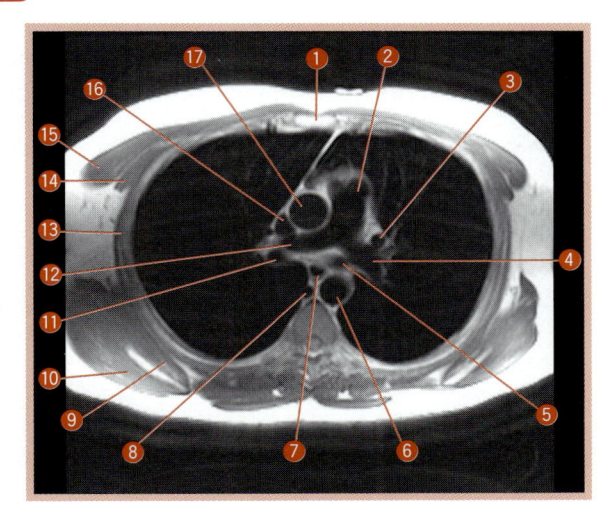

疾患の分類 / MRI / 腫瘍 / 炎症・感染症 / びまん性疾患 / 血管病変 / 気道系病変 / 外傷 / 塵肺症 / 免疫活性変化 / その他

❶ 胸骨（sternum）
❷ 肺動脈幹（pulmonary trunk）
❸ 左上肺静脈（left superior pulmonary vein）
❹ 左肺動脈（left pulmonary artery）
❺ 左主気管支（left main bronchus）
❻ 下行大動脈（descending aorta）
❼ 食道（esophagus）
❽ 奇静脈（azygos vein）
❾ 棘下筋（infraspinatus muscle）
❿ 広背筋（latissimus dorsi muscle）
⓫ 右主気管支（right main bronchus）
⓬ 右肺動脈（right pulmonary artery）
⓭ 前鋸筋（serratus anterior muscle）
⓮ 小胸筋（pectoralis minor muscle）
⓯ 大胸筋（pectoralis major muscle）
⓰ 上大静脈（superior vena cava）
⓱ 上行大動脈（ascending aorta）

第1章 ● 正常胸部CT（MRI）像

第1章 正常胸部CT（MRI）像

31 MRI 横断像（上行大動脈起始部レベル）

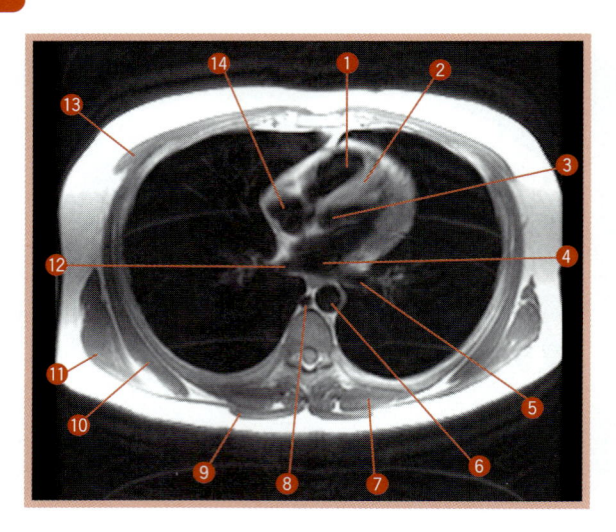

1. 右心室（right ventricle）
2. 心室中隔（ventricular septum）
3. 上行大動脈（ascending aorta）
4. 左心房（left atrium）
5. 左下肺静脈（left inferior pulmonary vein）
6. 下行大動脈（descending aorta）
7. 菱形筋（rhomboid muscle）
8. 奇静脈（azygos vein）
9. 僧帽筋（trapezius muscle）
10. 棘下筋（infraspinatus muscle）
11. 広背筋（latissimus dorsi muscle）
12. 右下肺静脈（right inferior pulmonary vein）
13. 大胸筋（pectoralis major muscle）
14. 右心房（right atrium）

32 MRI 横断像 (右心房-右心室レベル)

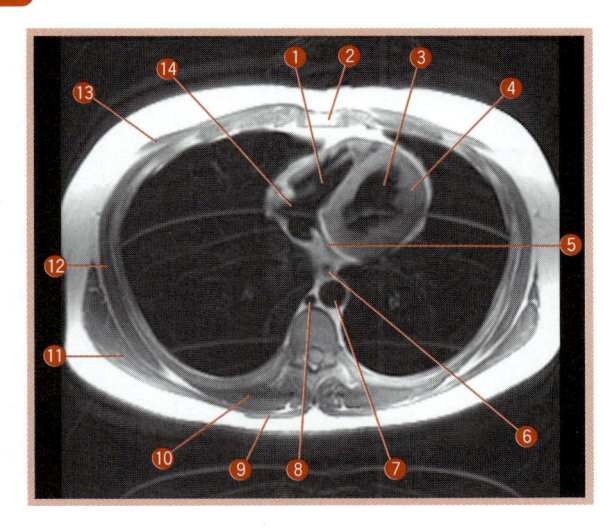

❶ 右心室 (right ventricle)
❷ 胸骨 (sternum)
❸ 左心室 (left ventricle)
❹ 心筋 (myocardium)
❺ 冠静脈洞 (coronary sinus)
❻ 食道 (esophagus)
❼ 下行大動脈 (descending aorta)
❽ 奇静脈 (azygos vein)
❾ 僧帽筋 (trapezius muscle)
❿ 菱形筋 (rhomboid muscle)
⓫ 広背筋 (latissimus dorsi muscle)
⓬ 棘下筋 (infraspinatus muscle)
⓭ 大胸筋 (pectoralis major muscle)
⓮ 右心房 (right atrium)

33 MRI 矢状断像（上大静脈レベル）

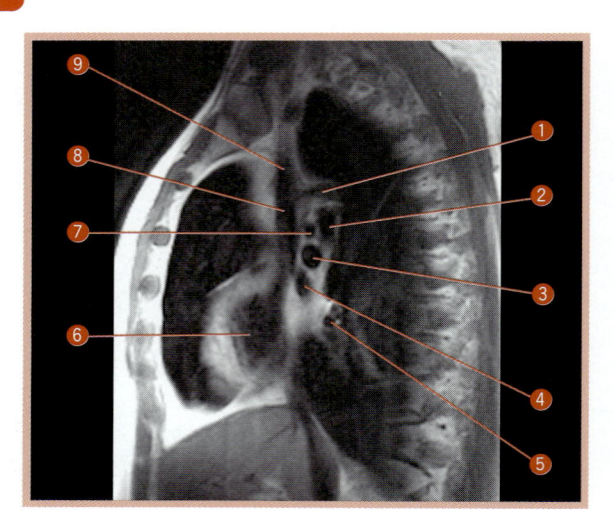

1. 左腕頭静脈 (left brachiocephalic vein)
2. 気管 (trachea)
3. 右肺動脈 (right pulmonary artery)
4. 右上肺静脈 (right superior pulmonary vein)
5. 右下肺静脈 (right inferior pulmonary vein)
6. 右心房 (right atrium)
7. 右上幹動脈 (right superior trunk artery)
8. 上大静脈 (superior vena cava)
9. 右腕頭静脈 (right brachiocephalic vein)

34 MRI 矢状断像（腕頭動脈レベル）

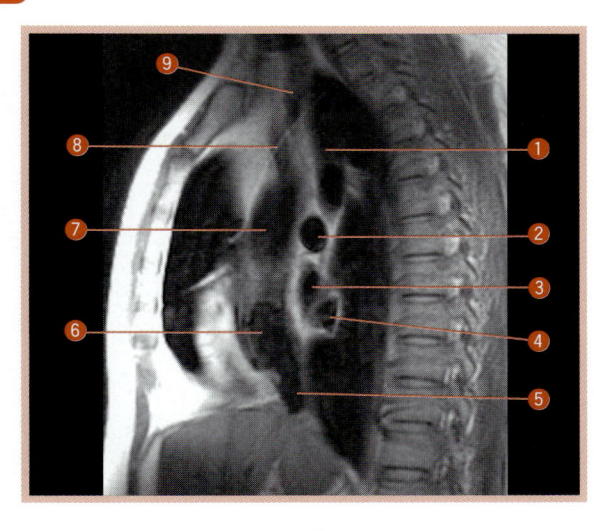

1. 気管（trachea）
2. 右肺動脈（right pulmonary artery）
3. 右上肺静脈（right superior pulmonary vein）
4. 右下肺静脈（right inferior pulmonary vein）
5. 下大静脈（inferior vena cava）
6. 右心房（right atrium）
7. 上行大動脈（ascending aorta）
8. 腕頭動脈（brachiocephalic artery）
9. 右総頸動脈（right common carotid artery）

35 MRI 矢状断像（上行大動脈レベル）

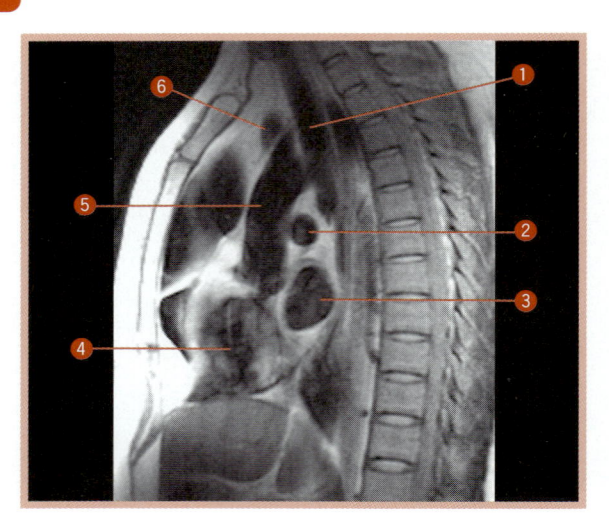

第1章 正常胸部CT（MRI）像

1. 気管（trachea）
2. 右肺動脈（right pulmonary artery）
3. 左心房（left atrium）
4. 右心室（right ventricle）
5. 上行大動脈（ascending aorta）
6. 腕頭動脈（brachiocephalic artery）

36 MRI 矢状断像（大動脈弓レベル）

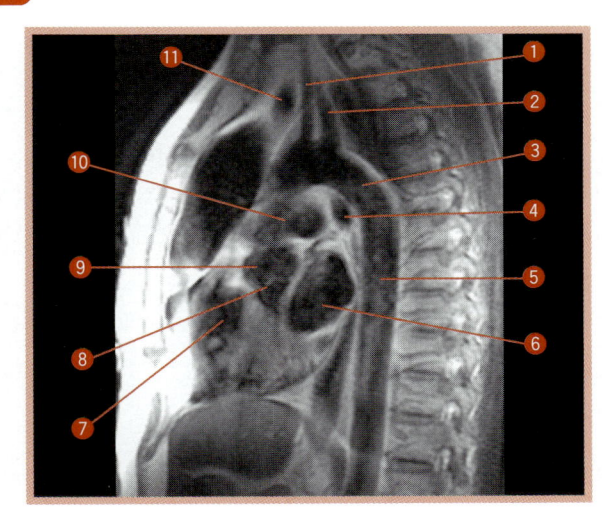

❶ 左総頸動脈
（left common carotid artery）
❷ 左鎖骨下動脈
（left subclavian artery）
❸ 大動脈弓（aortic arch）
❹ 左主気管支
（left main bronchus）
❺ 下行大動脈
（descending aorta）
❻ 左心房（left atrium）
❼ 右心室（right ventricle）
❽ 大動脈弁（aortic valve）
❾ 上行大動脈
（ascending aorta）
❿ 肺動脈幹
（pulmonary trunk）
⓫ 腕頭動脈
（brachiocephalic artery）

第1章 ● 正常胸部CT（MRI）像

37 MRI 矢状断像（肺動脈レベル）

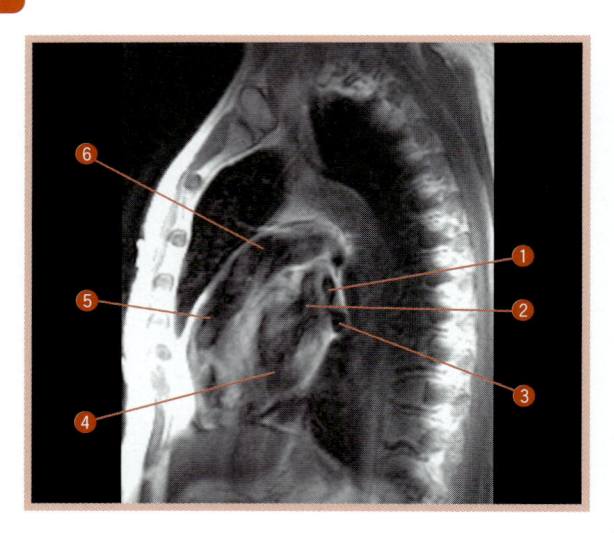

❶ 左上肺静脈（left superior pulmonary vein）
❷ 左心房（left atrium）
❸ 左下肺静脈（left inferior pulmonary vein）
❹ 左心室（left ventricle）
❺ 右心室（right ventricle）
❻ 肺動脈幹（pulmonary trunk）

38 MRI 冠状断像（気管分岐部レベル）

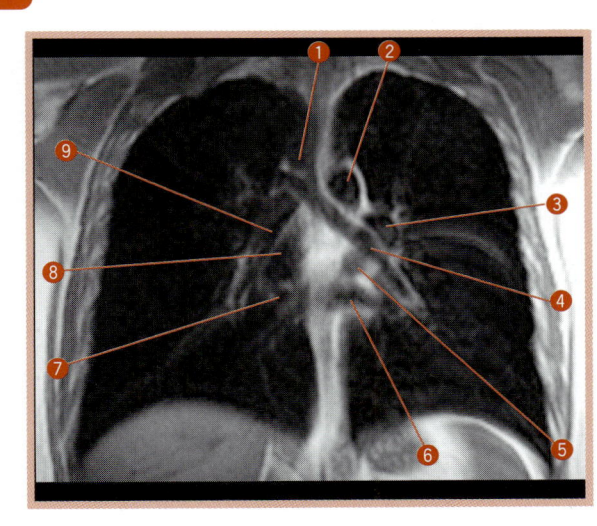

❶ 気管（trachea）
❷ 大動脈弓（aortic arch）
❸ 左肺動脈（left pulmonary artery）
❹ 左主気管支（left main bronchus）
❺ 左上肺静脈（left superior pulmonary vein）
❻ 左下肺静脈（left inferior pulmonary vein）
❼ 右下肺静脈（right inferior pulmonary vein）
❽ 右上肺静脈（right superior pulmonary vein）
❾ 右主気管支（right main bronchus）

第1章 ● 正常胸部CT（MRI）像

39 MRI 冠状断像（肺動脈レベル）

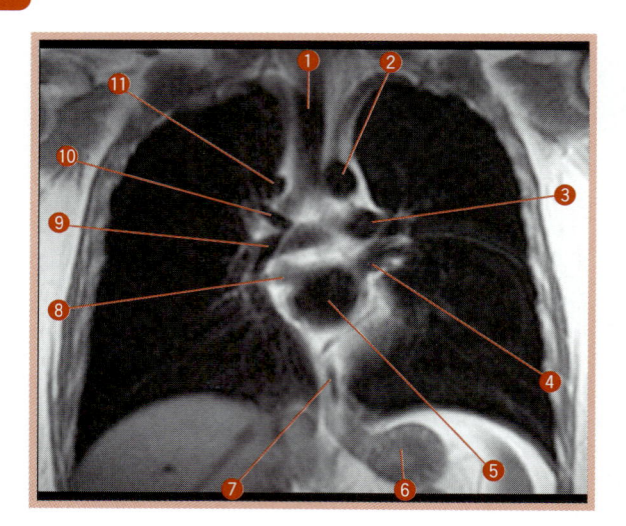

1. 気管（trachea）
2. 大動脈弓（aortic arch）
3. 左肺動脈（left pulmonary artery）
4. 左上肺静脈（left superior pulmonary vein）
5. 左心房（left atrium）
6. 胃（stomach）
7. 食道（esophagus）
8. 右上肺静脈（right superior pulmonary vein）
9. 右肺動脈（right pulmonary artery）
10. 上幹動脈（superior trunk artery）
11. 奇静脈弓（azygos arch）

10 MRI 冠状断像（腕頭動脈レベル）

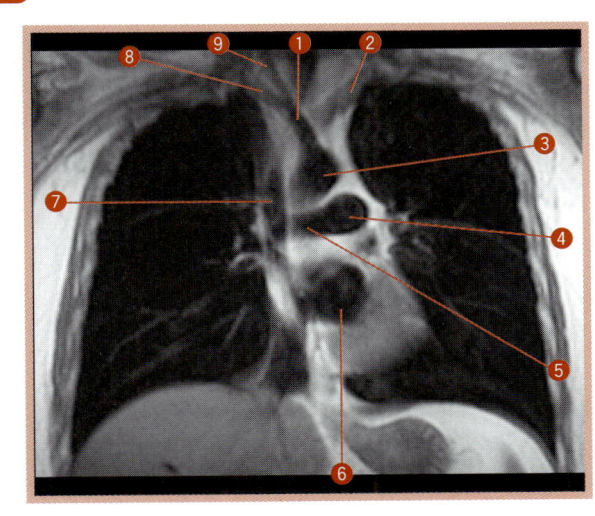

❶ 腕頭動脈
（brachiocephalic artery）
❷ 左腕頭静脈
（left brachiocephalic vein）
❸ 大動脈弓（aortic arch）
❹ 肺動脈幹
（pulmonary trunk）
❺ 右肺動脈
（right pulmonary artery）
❻ 左心房（left atrium）
❼ 上大静脈
（superior vena cava）
❽ 右鎖骨下動脈
（right subclavian artery）
❾ 右総頸動脈
（right common carotid artery）

第1章 ● 正常胸部CT（MRI）像

41 MRI 冠状断像（上行大動脈レベル）

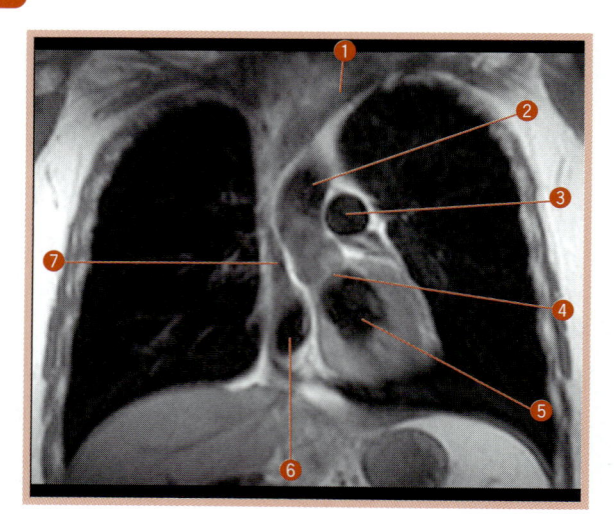

1. 左腕頭静脈（left brachiocephalic vein）
2. 上行大動脈（ascending aorta）
3. 肺動脈幹（pulmonary trunk）
4. 大動脈弁（aortic valve）
5. 左心室（left ventricle）
6. 右心房（right atrium）
7. 上大静脈（superior vena cava）

42 MRI 冠状断像（左心室レベル）

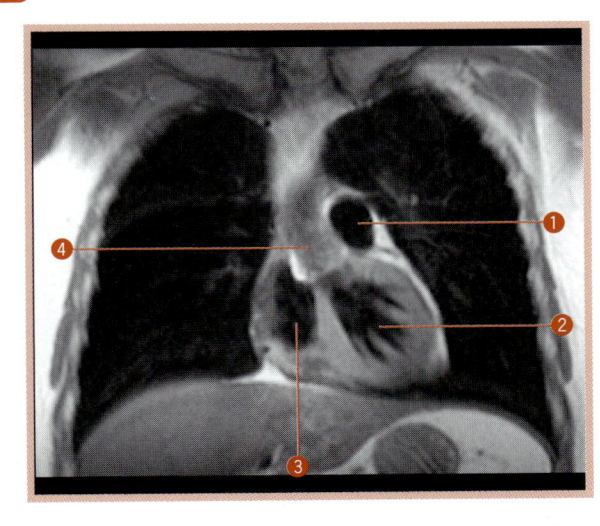

❶ 肺動脈幹（pulmonary trunk）
❷ 左心室（left ventricle）
❸ 右心室（right ventricle）
❹ 上行大動脈（ascending aorta）

第1章 正常胸部CT（MRI）像

43 HRCT 右上葉レベル

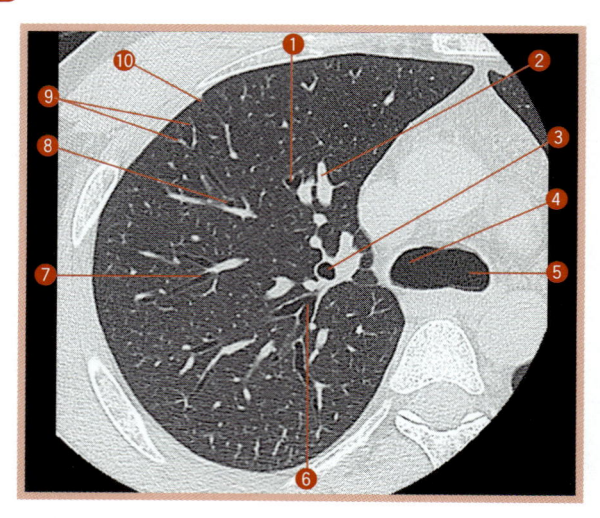

1. B^3b
2. V^3b
3. B^1
4. 右主気管支 (right main bronchus)
5. 左主気管支 (left main bronchus)
6. B^2a
7. B^2b
8. B^3a
9. 肺動脈 (pulmonary artery)
10. 小葉間隔壁 (interlobular septa), 肺静脈 (pulmonary vein)

14 HRCT 右上葉支口レベル

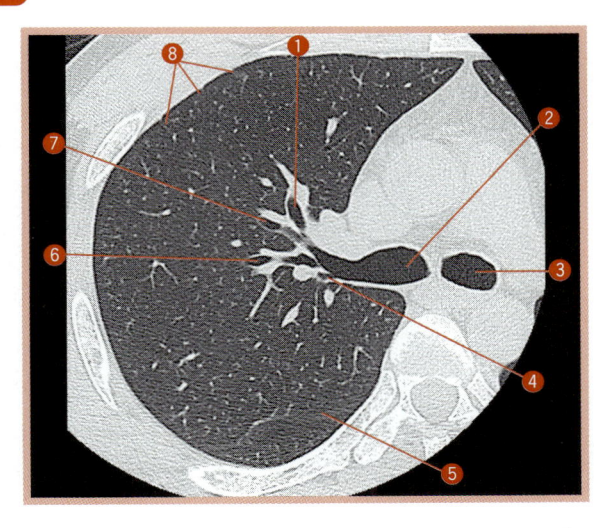

- ① B^3b
- ② 右主気管支 (right main bronchus)
- ③ 左主気管支 (left main bronchus)
- ④ B^2a
- ⑤ 大葉間裂 (major fissure)
- ⑥ B^2b
- ⑦ B^3a
- ⑧ 小葉間隔壁 (interlobular septa), 肺静脈 (pulmonary vein)

第1章 ● 正常胸部CT（MRI）像

45 HRCT 右中葉上部レベル

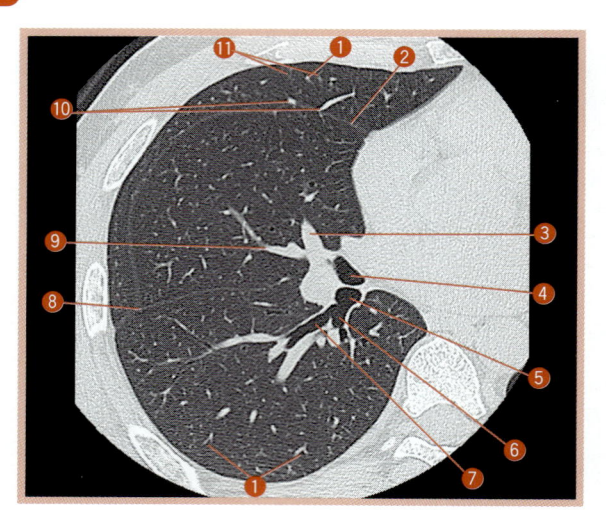

1. 肺動脈（pulmonary artery）
2. 小葉間裂（minor fissure）
3. A^5a
4. 中葉気管支（middle lobe bronchus）
5. 右下葉気管支（right inferior lobe bronchus）
6. B^6c
7. B^6b
8. 大葉間裂（major fissure）
9. A^4a
10. 肺静脈（pulmonary vein）
11. 小葉間隔壁（interlobular septa）

16 HRCT 右中葉中部レベル

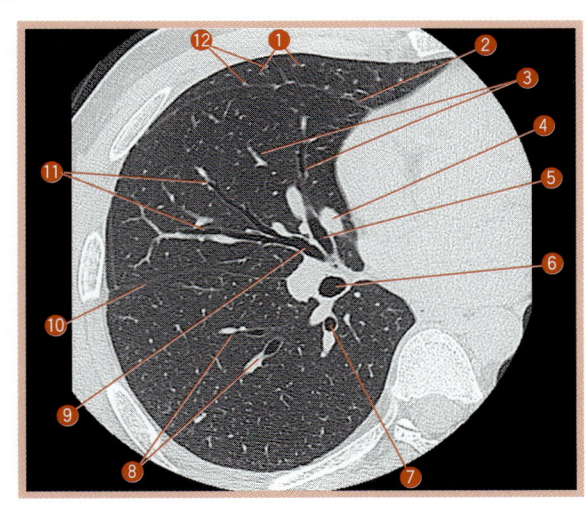

1. 肺動脈 (pulmonary artery)
2. 小葉間裂 (minor fissure)
3. B^5a
4. V^5
5. B^5
6. 右下葉気管支 (right inferior lobe bronchus)
7. B^6c
8. B^6b
9. B^4
10. 大葉間裂 (major fissure)
11. B^4a
12. 小葉間隔壁 (interlobular septa)

第1章 ● 正常胸部CT (MRI) 像

第1章 正常胸部CT（MRI）像

47 HRCT 右中葉下部レベル

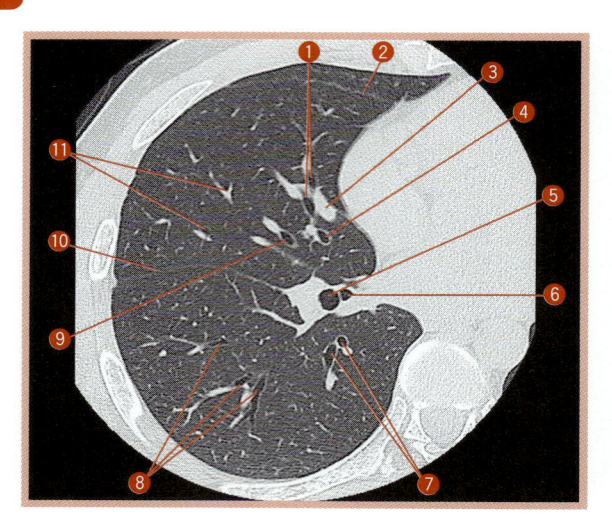

1. B^5a
2. 小葉間裂（minor fissure）
3. V^5
4. B^5b
5. B^{8+9+10}
6. B^7
7. B^6c
8. B^6b
9. B^4b
10. 大葉間裂（major fissure）
11. B^4a

18 HRCT 右下葉上部レベル

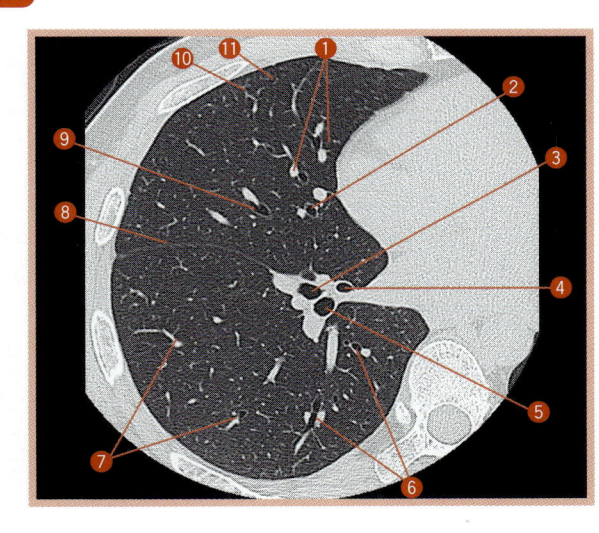

1. B^5a
2. B^5b
3. B^8
4. B^7
5. B^{9+10}
6. B^6c
7. B^6b
8. 大葉間裂 (major fissure)
9. B^4b
10. 肺動脈 (pulmonary artery)
11. 小葉間隔壁 (interlobular septa)

第1章 正常胸部CT（MRI）像

49 HRCT 右下葉下部レベル

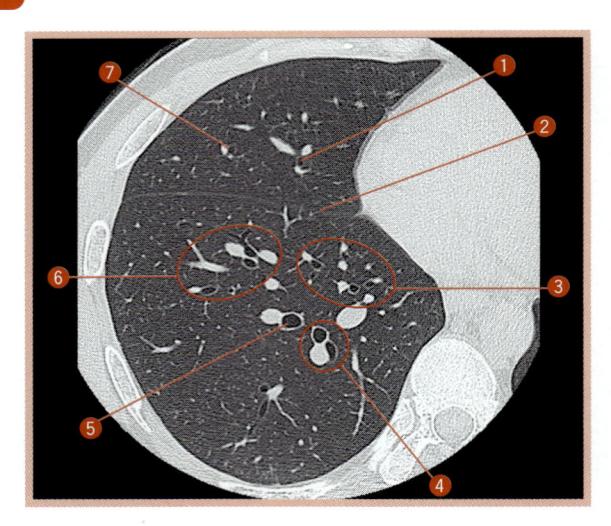

1. B^5b
2. 大葉間裂（major fissure）
3. B^7
4. B^{10}
5. B^9
6. B^8
7. B^4b

HRCT 左上葉上部レベル

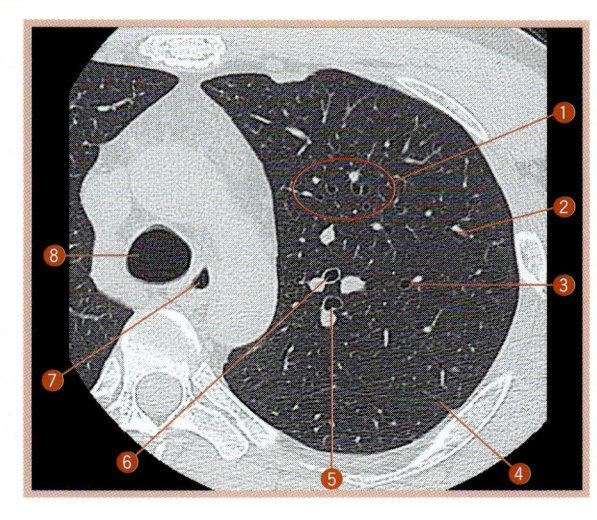

1. B^3c
2. B^3a
3. $B^{1+2}c$
4. 大葉間裂 (major fissure)
5. $B^{1+2}b$
6. $B^{1+2}a$
7. 食道 (esophagus)
8. 気管 (trachea)

第1章　正常胸部CT（MRI）像

51 HRCT　左上葉中部レベル

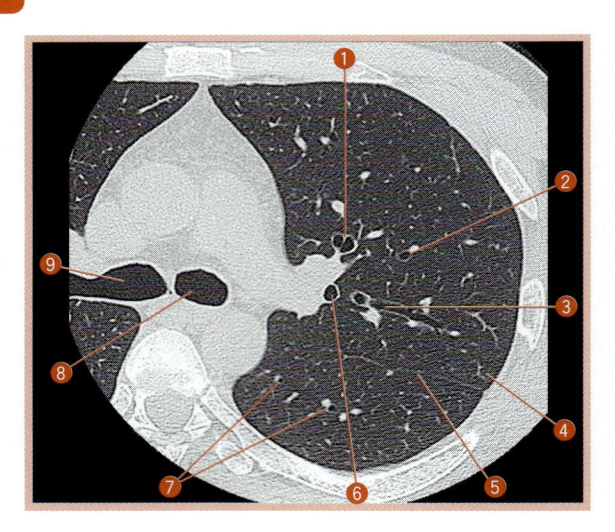

1. B^3c
2. B^3a
3. $B^{1+2}c$
4. 肺動脈（pulmonary artery）
5. 大葉間裂（major fissure）
6. B^{1+2}
7. B^6a
8. 左主気管支（left main bronchus）
9. 右主気管支（right main bronchus）

52 HRCT 左上葉下部レベル

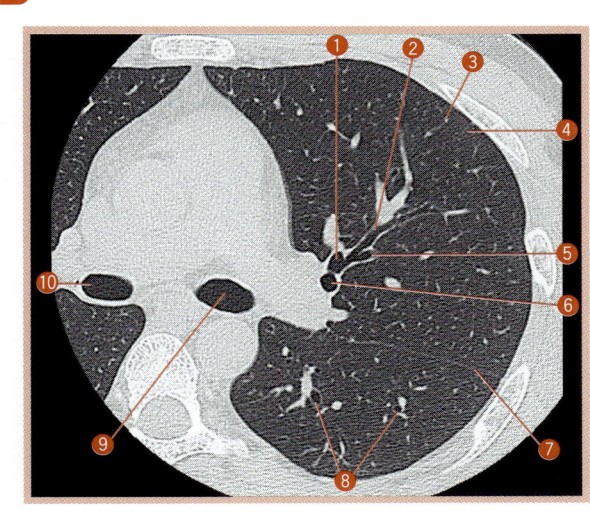

1. B^3c
2. B^3b
3. 肺動脈（pulmonary artery）
4. 小葉間隔壁（interlobular septa）
5. B^3a
6. B^{1+2}
7. 大葉間裂（major fissure）
8. B^6a
9. 左主気管支（left main bronchus）
10. 右主気管支（right main bronchus）

第1章 正常胸部CT（MRI）像

53 HRCT 左舌区上部レベル

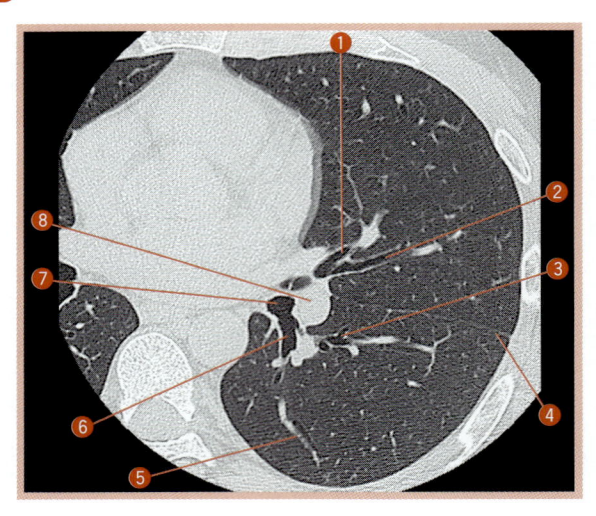

1. B^4b
2. B^4a
3. B^6b
4. 大葉間裂（major fissure）
5. A^6c
6. B^6c
7. 左下葉気管支（left inferior lobe bronchus）
8. 左葉間動脈（left interlobular artery）

54 HRCT 左舌区下部レベル

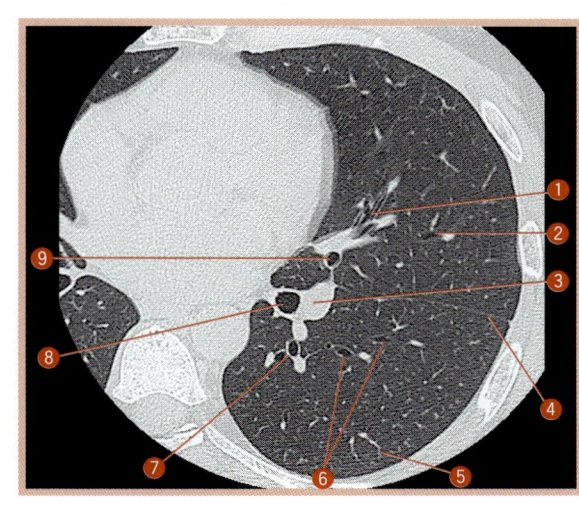

❶ B^4b
❷ B^4a
❸ 左葉間動脈 (left interlobular artery)
❹ 大葉間裂 (major fissure)
❺ 肺動脈 (pulmonary artery)
❻ B^6b
❼ B^6c
❽ 左下葉気管支 (left inferior lobe bronchus)
❾ B^5

第1章　正常胸部CT（MRI）像

55 HRCT 左下葉上部レベル

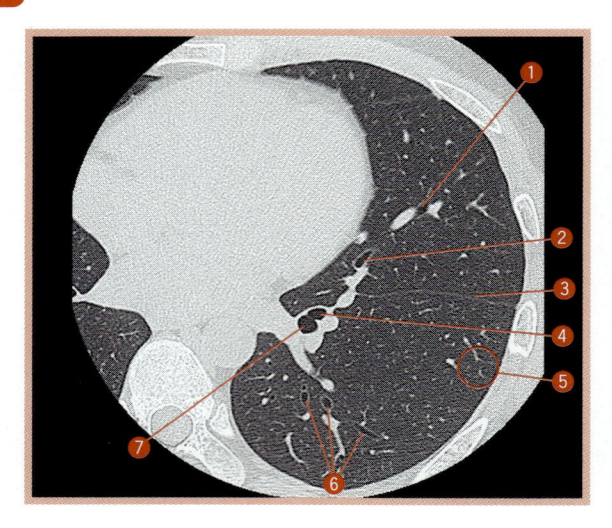

1. B^4b
2. B^5
3. 大葉間裂（major fissure）
4. B^8
5. 肺動脈（pulmonary artery）
6. B^6c
7. B^{9+10}

56 HRCT 左下葉下部レベル

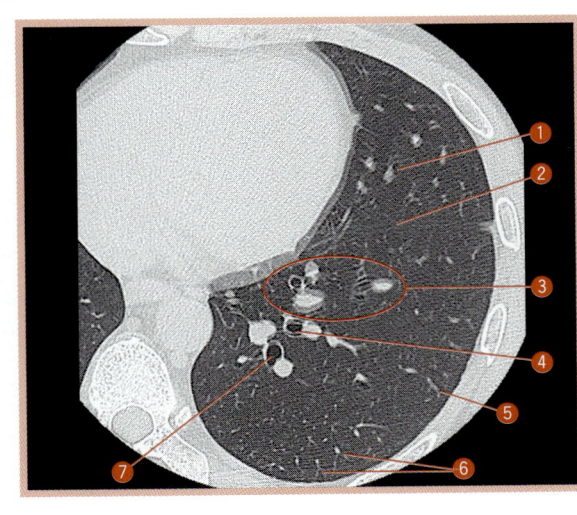

1. B^5
2. 大葉間裂 (major fissure)
3. B^8
4. B^9
5. 肺静脈 (pulmonary vein)
6. 肺動脈 (pulmonary artery)
7. B^{10}

第1章 ● 正常胸部CT (MRI) 像

第2章
肺野の限局性を主体とする疾患

(藤澤英文,大場啓一郎,武中泰樹,櫛橋民生)

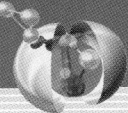

第2章 肺野の限局性を主体とする疾患

01 異型腺腫様過形成（AAH：atypical adenomatous hyperplasia）

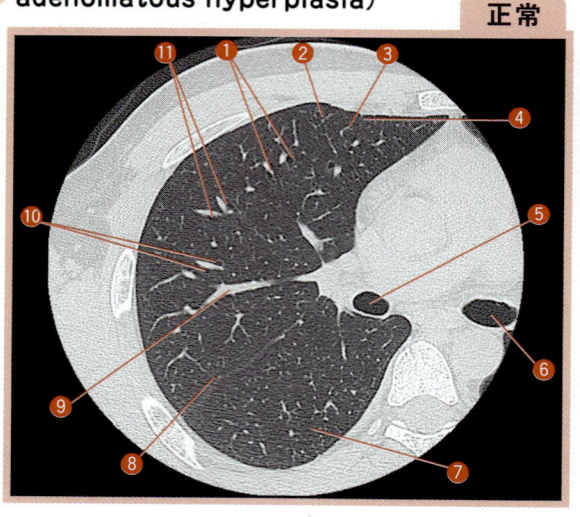

正常

1. B^3b
2. 肺静脈（pulmonary vein）
3. 肺動脈（pulmonary artery）
4. 小葉間隔壁（interlobular septa）
5. 中間幹（bronchus intermedius）
6. 左主気管支（left main bronchus）
7. S^6
8. 大葉間裂（major fissure）
9. V^2
10. B^2b
11. B^3a

病変

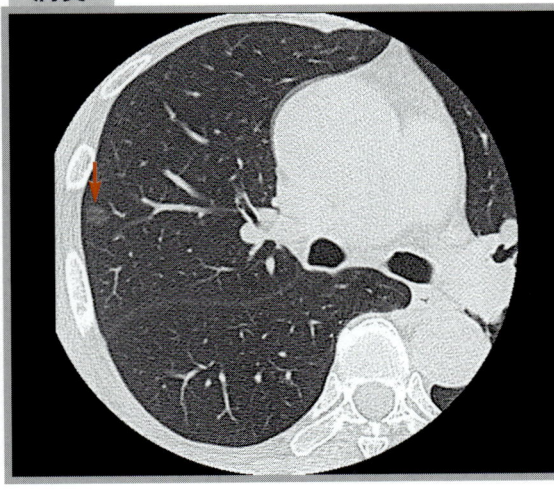

所見 58歳女性．無症状．CTで偶然発見された．径約5mmの内部濃度均一な限局性すりガラス陰影*〔focal ground-glass attenuation (opacity)：GGA (GGO)〕を認める（→）．18カ月間の経過観察で変化はみられなかった．II型肺胞上皮細胞の過形成や肺胞壁の肥厚を伴う細胞密度の増加を反映した所見である．前癌状態とも考えられている．

第2章 ● 肺野の限局性を主体とする疾患

第2章 肺野の限局性を主体とする疾患

02 小型肺腺癌（野口A型）〔small pulmonary adenocarcinoma (Noguchi typeA)〕

正常

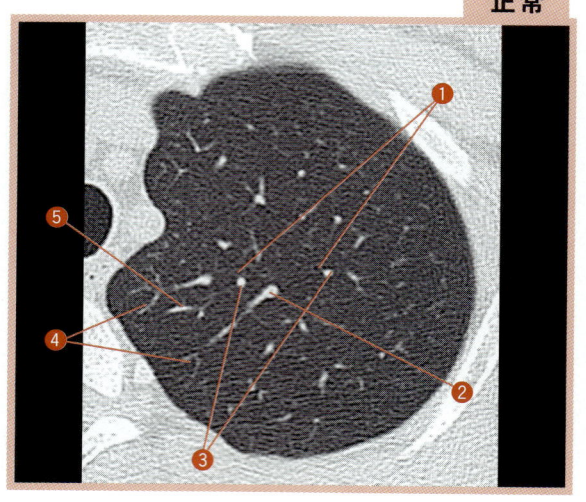

1. B^{1+2}
2. V^{1+2}
3. A^{1+2}
4. 肺静脈（pulmonary vein）
5. 肺動脈（pulmonary artery）

病変

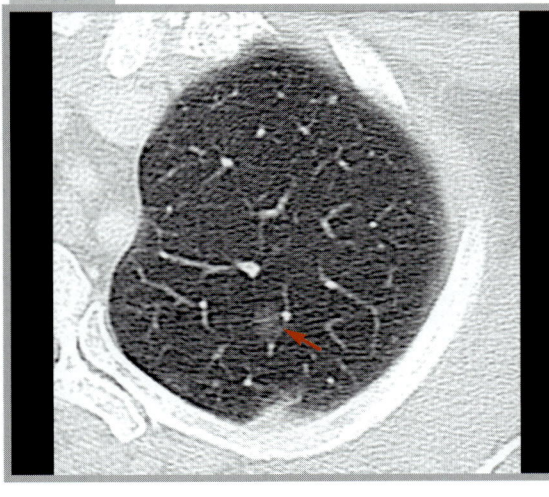

所見 64歳女性．無症状．径8mmほどの内部濃度ほぼ均一な限局性すりガラス陰影＊（GGA）が認められる（→）．気腔虚脱や線維芽細胞増殖を伴わない肺胞上皮置換性の腫瘍細胞増殖を反映した所見である．AAH（異型腺腫様過形成）との鑑別は困難である．

　大きさ2cm以下の肺癌を小型肺癌と呼ぶことが多い．野口A型とB型の予後は非常に良好で，術後5年生存率は100％である．

第2章 肺野の限局性を主体とする疾患

03 小型肺腺癌（野口B型）〔small pulmonary adenocarcinoma（Noguchi typeB）〕

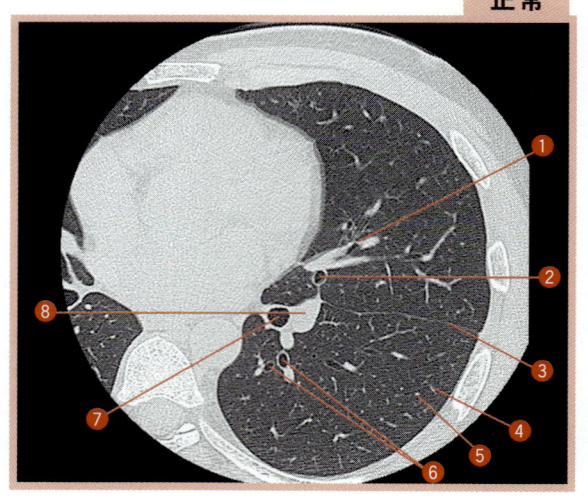

正常

1. B^5a
2. B^5b
3. 小葉間裂（minor fissure）
4. 肺静脈（pulmonary vein）
5. 肺動脈（pulmonary artery）
6. B^6
7. 左下葉気管支（left inferior lobe bronchus）
8. 左肺動脈（left pulmonary artery）

病変

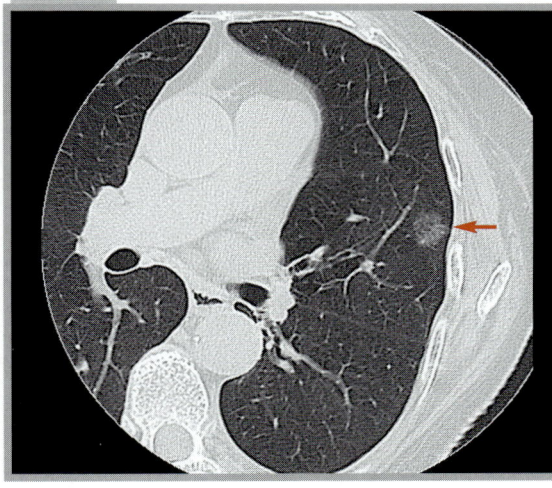

所見 83歳女性．無症状．大きさ約1cmの限局性すりガラス陰影*（GGA）が認められる（→）．内部濃度はやや不均一であり，小さな高吸収域がみられる．

病理組織では，肺胞上皮置換性の腫瘍細胞増殖と気腔虚脱が認められた．野口分類B型はA型の病理所見に気腔虚脱が加わったもので，C型はさらに線維芽細胞増殖が加わったものである．

第2章 肺野の限局性を主体とする疾患

04 肺腺癌（pulmonary adenocarcinoma）

正常

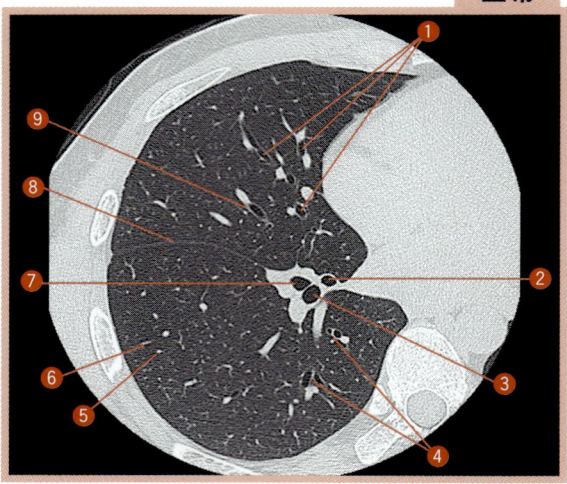

1. B^5
2. B^7
3. B^{9+10}
4. B^6
5. 肺動脈（pulmonary artery）
6. 肺静脈（pulmonary vein）
7. B^8
8. 大葉間裂（major fissure）
9. B^4

病変

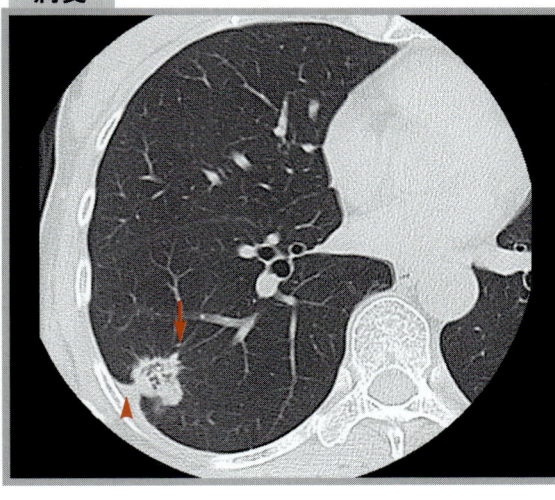

所見 65歳女性．検診で胸部異常陰影を指摘された．不規則な形態を呈する境界明瞭な長径約2 cmの結節＊が認められる．結節周囲にサテライト病変＊はなく，結核などの気道感染病変は考えにくい．結節内部には小気腔がみられる．辺縁にスピクラ（→）があり，胸膜陥入像（▶）も認められる．周辺の気管支血管は結節に向かい集束している．肺癌を強く疑うCT所見であり，手術で確認された．肺胞充満型の腫瘍増殖と腫瘍内線維化が病理学的な特徴である．

第2章 ● 肺野の限局性を主体とする疾患

第2章 肺野の限局性を主体とする疾患

05 空洞性肺癌 (cavitary pulmonary carcinoma)

正常

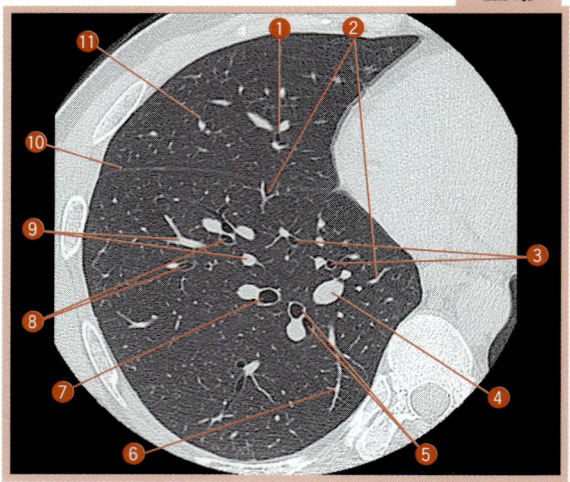

1. B^4b
2. V^7
3. B^7
4. V^{7+10}
5. B^{10}
6. V^{10}
7. B^9
8. B^8
9. V^8
10. 大葉間裂 (major fissure)
11. B^5b

病変

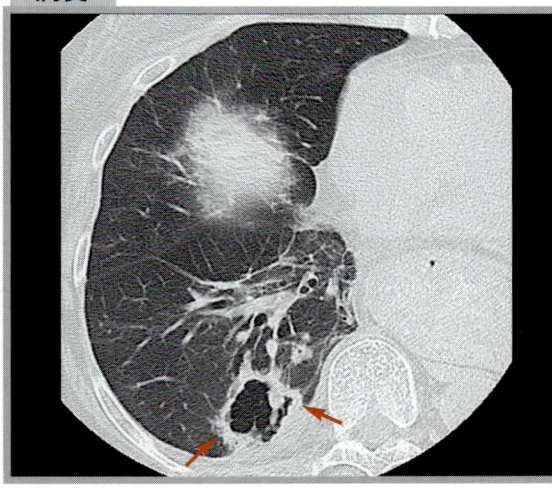

所見 81歳女性．空洞壁の厚みは不均一である（→）．腫瘍の境界は明瞭であり，気管支血管の集束がみられる．

肺癌の空洞形成は腫瘍壊死が原因であることが多い．空洞性肺癌は扁平上皮癌であることが多いが，腺癌でも認められる．腫瘍境界明瞭，不整な空洞壁，気管支血管の集束，サテライト病変*がないこと，などが肺結核や肺化膿症などの非腫瘍性空洞性疾患との鑑別点になる．

第2章 肺野の限局性を主体とする疾患

06 石灰化肺癌 (calcified pulmonary carcinoma)

正常

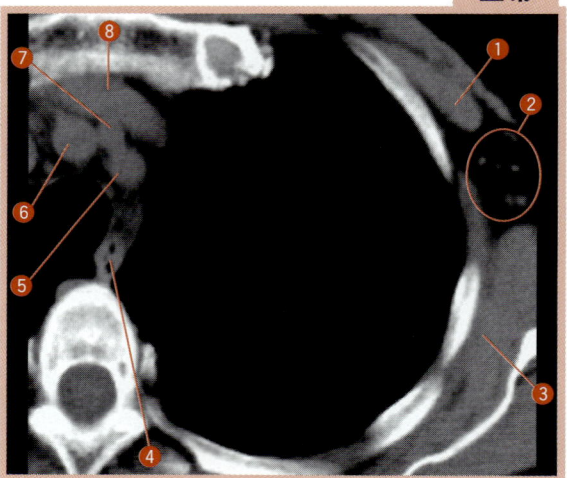

1. 小胸筋 (pectoralis minor muscle)
2. 外側胸動静脈と腋窩リンパ節 (lateral thoracic artery and vein, axillar lymph node)
3. 肩甲下筋 (subscapularis muscle)
4. 食道 (esophagus)
5. 左鎖骨下動脈 (left subclavian artery)
6. 腕頭動脈 (brachiocephalic artery)
7. 左総頸動脈 (left common carotid artery)
8. 左腕頭静脈 (left brachiocephalic vein)

病変

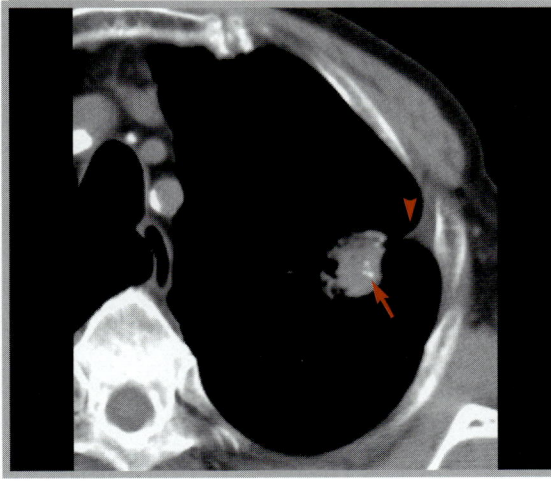

所見 80歳男性．腫瘍に点状の淡い石灰化がみられる（→）．胸膜陥入像も認められる（▶）．

　肺癌でみられる石灰化は点状，点状石灰化の融合，不定形などであり，分布は辺縁，中心部，びまん性などさまざまである．中心状，層状，ポップコーン状などの良性石灰化*とは鑑別が可能である．肺癌の石灰化の頻度は約5％程度であり，腺癌のことが多い．石灰化は，psammoma body（砂粒体），壊死性腫瘍による石灰化，陳旧性結核病変に生じた肺癌などが原因となる．

第2章 ● 肺野の限局性を主体とする疾患

第2章 肺野の限局性を主体とする疾患

07 中心性肺癌と末梢無気肺 (lober atelectasis resulting from pulmonary carcinoma)

正常

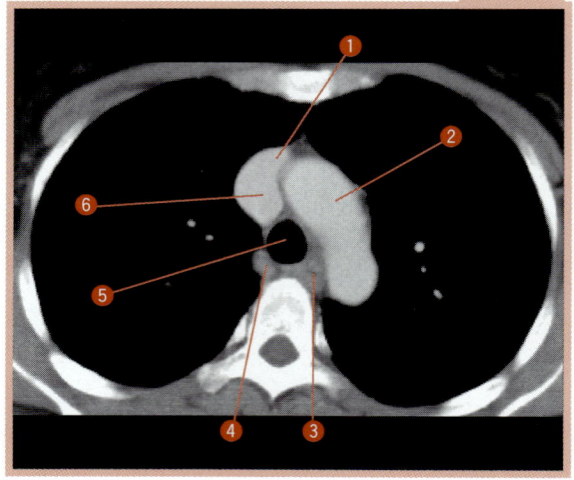

❶ 左腕頭静脈 (left brachiocephalic vein)
❷ 大動脈弓 (aortic arch)
❸ 食道 (esophagus)
❹ 奇静脈 (azygos vein)
❺ 気管 (trachea)
❻ 上大静脈 (superior vena cava)

病変

肺野条件CT

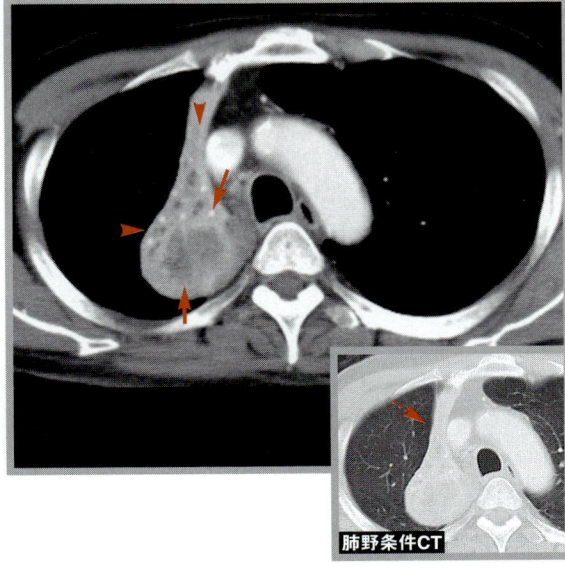

所見 60歳男性．右上葉中枢側に内部不均一な腫瘍が認められ（→），その末梢肺野は無気肺を生じている（▶）．無気肺部の増強効果は腫瘍より高く，内部には造影される血管構造が認められる．肺野条件CTでの腫瘍および無気肺と健常肺の境界面は，偏位した小葉間である（…▶）．

　区域気管支より中枢に発生する腫瘍が気管支粘膜下層を超えて浸潤すると，気管支閉塞により末梢無気肺を生じることがある．扁平上皮癌に多くみられる．胸部X線写真では，中枢側の腫瘍辺縁および末梢無気肺と偏位した葉間胸膜との境界面からなるinverted S sign（Golden S sign）と呼ばれる所見を呈する．

第2章 ● 肺野の限局性を主体とする疾患

第2章 肺野の限局性を主体とする疾患

08 パンコースト腫瘍 (pancoast tumor)

正常

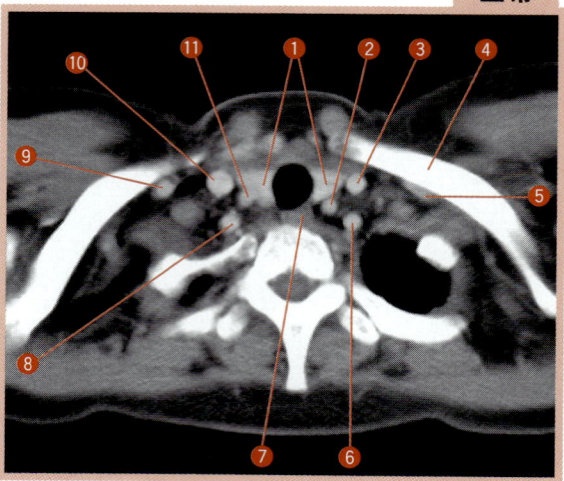

1. 甲状腺 (thyroid)
2. 左総頸動脈 (left common carotid artery)
3. 左内頸静脈 (left internal jugular vein)
4. 鎖骨 (clavicle)
5. 左外頸静脈 (left external jugular vein)
6. 左鎖骨下動脈 (left subclavian artery)
7. 食道 (esophagus)
8. 右鎖骨下動脈 (right subclavian artery)
9. 右外頸静脈 (right external jugular vein)
10. 右内頸静脈 (right internal jugular vein)
11. 右総頸動脈 (right common carotid artery)

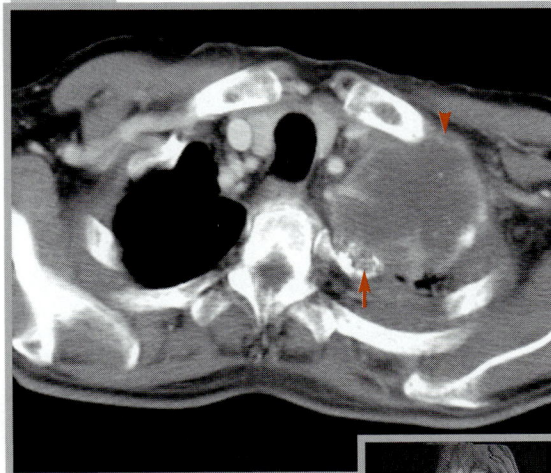

病変

MRI脂肪抑制造影T1強調矢状断像

所見 71歳男性．左上胸部痛，左腕しびれにて受診．左肺尖部に内部低吸収域の腫瘍があり，肋骨破壊（→），前胸壁浸潤（▶），鎖骨下動脈浸潤などが認められる．生検にて扁平上皮癌と診断された．MRI脂肪抑制造影T1強調矢状断像では肺尖方向への腫瘍浸潤の診断が容易であり，正確に腫瘍浸潤の範囲を評価できる．

パンコースト腫瘍とは，肺尖部に発生し胸壁から胸郭入口部に浸潤する原発性肺癌の呼称である．

第2章 ● 肺野の限局性を主体とする疾患

第2章 肺野の限局性を主体とする疾患

09 小細胞肺癌（pulmonary small cell carcinoma）

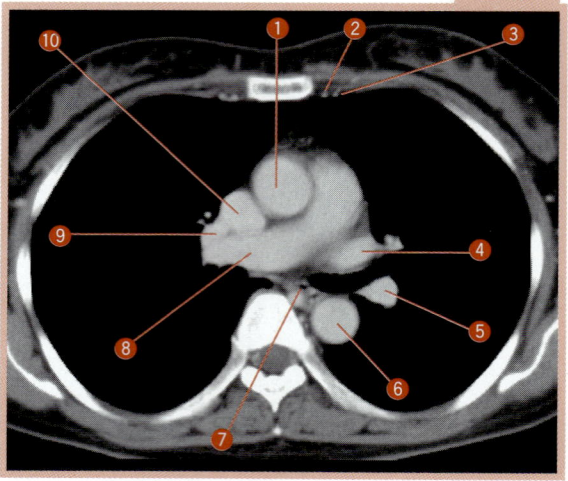

正常

1. 上行大動脈（ascending aorta）
2. 左内胸静脈（left internal thoracic vein）
3. 左内胸動脈（left internal thoracic artery）
4. 左上肺静脈（left superior pulmonary vein）
5. 左葉間動脈（left interlobular artery）
6. 下行大動脈（descending aorta）
7. 食道（esophagus）
8. 右肺動脈（right pulmonary artery）
9. 右上肺静脈（right superior pulmonary vein）
10. 上大静脈（superior vena cava）

病変

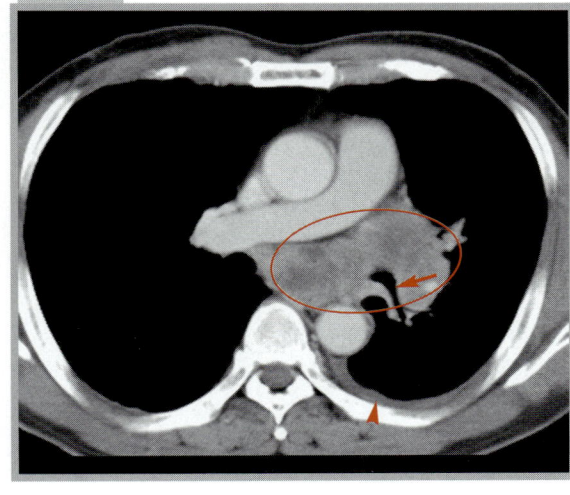

所見 51歳男性．左気管支周囲に腫瘍（〇）が認められ，肺門から縦隔内に連続している．左下葉気管支を腫瘍が取り囲んでいるが，気管支は開存している（→）．左胸水が貯留（▶）している．

小細胞肺癌は主気管支や区域気管支などの太い気管支から発生することが多いが，末梢でも発生することがある．気道粘膜下を腫瘍が進展するため，気道閉塞症状などの臨床症状の発現は遅く，広範囲に進展している状態で見つかることが多い．悪性度の高い腫瘍であり，早期にリンパ節転移や遠隔転移をきたす．

第2章 ● 肺野の限局性を主体とする疾患

第2章 肺野の限局性を主体とする疾患

10 カルチノイド (carcinoid tumor)

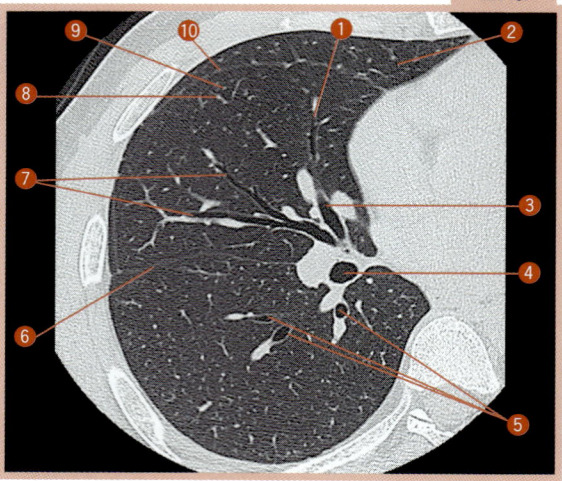

正常

1. B^5
2. S^3
3. V^5
4. 右下葉気管支 (right inferior lobe bronchus)
5. B^6
6. 大葉間裂 (major fissure)
7. B^4
8. 肺静脈 (pulmonary vein)
9. 肺動脈 (pulmonary artery)
10. 小葉間裂 (minor fissure)

病変

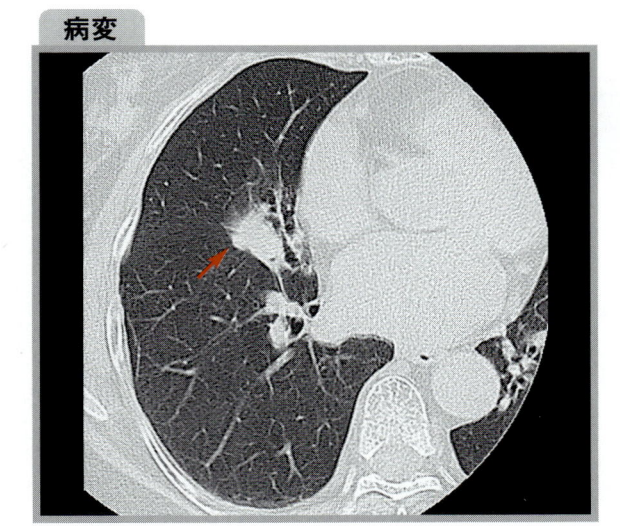

所見 75歳女性．腫瘤は境界明瞭であり，右中葉気管支が腫瘤により圧排されている．

　肺カルチノイドは，圧排増殖性発育を呈する境界明瞭で内部濃度均一な腫瘤としてみられることが多く，気管支内にポリープ状に発育する（→）．内部に偏在性の石灰化がみられることがある．神経内分泌細胞から発生する低悪性度の腫瘍であるが，ときに転移がみられる．

第2章 ● 肺野の限局性を主体とする疾患

第2章　肺野の限局性を主体とする疾患

11 炎症性偽腫瘍 (inflammatory pseudotumor)

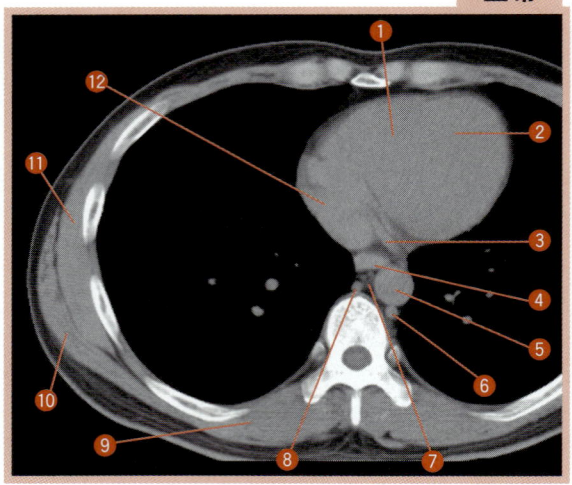

正常

1. 右心室 (right ventricle)
2. 左心室 (left ventricle)
3. 冠静脈洞 (coronary sinus)
4. 食道 (esophagus)
5. 下行大動脈 (descending aorta)
6. 半奇静脈 (hemiazygos vein)
7. 胸管 (thoracic duct)
8. 奇静脈 (azygos vein)
9. 脊柱起立筋 (erector spinae)
10. 広背筋 (latissimus dorsi muscle)
11. 前鋸筋 (serratus anterior muscle)
12. 右心房 (right atrium)

病変

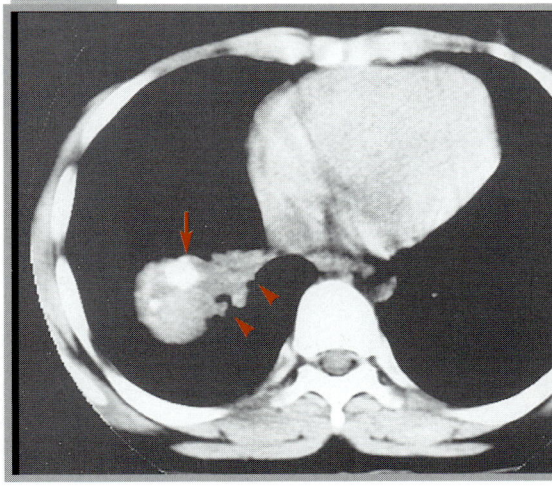

所見 12歳男児．腫瘤内部に石灰化が認められる（→）．腫瘤は中枢側に向かって進展している（▶）．

　病因は不明であり，病理組織学的には炎症性細胞，筋線維芽細胞，形質細胞などからなり，それらの構成割合は種々である．形質細胞が優位であると形質細胞肉芽腫とも呼ばれる．小児，若年者に好発する．画像では境界明瞭な孤立性肺腫瘤として認められ，形態や造影効果はさまざまである．石灰化のみられる頻度は小児に多い．胸水やリンパ節腫大は通常みられない．

第2章 ● 肺野の限局性を主体とする疾患

第2章 肺野の限局性を主体とする疾患

12 陳旧性結核（石灰化肉芽腫）〔healed pulmonary tuberculosis（calcified granuloma, tuberculoma）〕

正常

❶ 右腕頭静脈
（right brachiocephalic vein）
❷ 左腕頭静脈
（left brachiocephalic vein）
❸ 腕頭動脈
（brachiocephalic artery）
❹ 僧帽筋（trapezius muscle）
❺ 肩甲下筋
（subscapularis muscle）
❻ 小胸筋
（pectoralis minor muscle）
❼ 大胸筋
（pectoralis major muscle）

病変

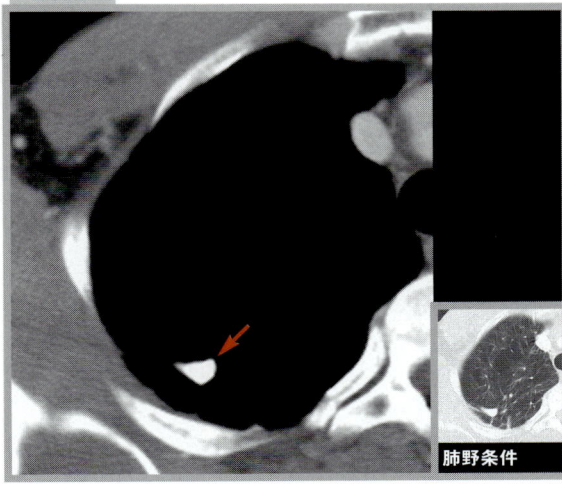

所見 50歳男性．右上葉S2に境界明瞭な石灰化結節が認められる（→）．石灰化は結節*全体に強くみられる．肺野条件では石灰化周囲に線状影がみられる．肺気腫が認められる．

肺結核の治癒過程では，乾酪壊死と肉芽組織と線維性被膜により境界明瞭な結節が形成され，時間とともに乾酪壊死部に石灰化を生じる．中心性石灰化，層状石灰化，本例のような全体的石灰化は過誤腫でみられるポップコーン状石灰化とともに良性石灰化*と呼ばれるが，骨肉腫など骨形成の盛んな悪性腫瘍の肺転移では稀に腫瘍全体に石灰化がみられることがあり注意がいる．これらは通常，経時変化の有無で鑑別可能である．

第2章 ● 肺野の限局性を主体とする疾患

第2章 肺野の限局性を主体とする疾患

13 肺過誤腫 (pulmonary hamartoma)

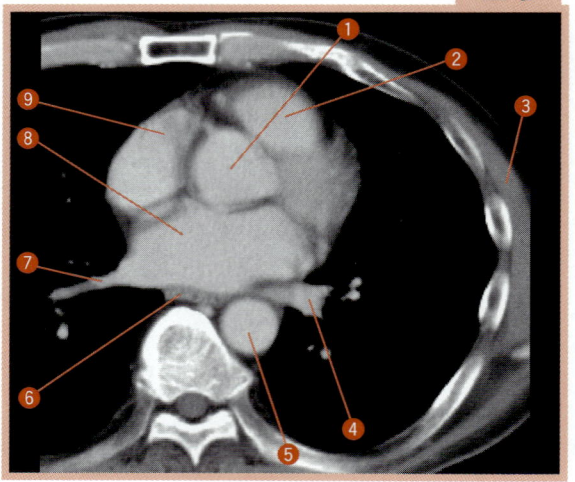

正常

1. 上行大動脈 (ascending aorta)
2. 右室流出路 (right ventricular outflow tract)
3. 前鋸筋 (serratus anterior muscle)
4. 左下肺静脈 (left inferior pulmonary vein)
5. 下行大動脈 (descending aorta)
6. 食道 (esophagus)
7. 右下肺静脈 (right inferior pulmonary vein)
8. 左心房 (left atrium)
9. 右心室 (right ventricle)

病変

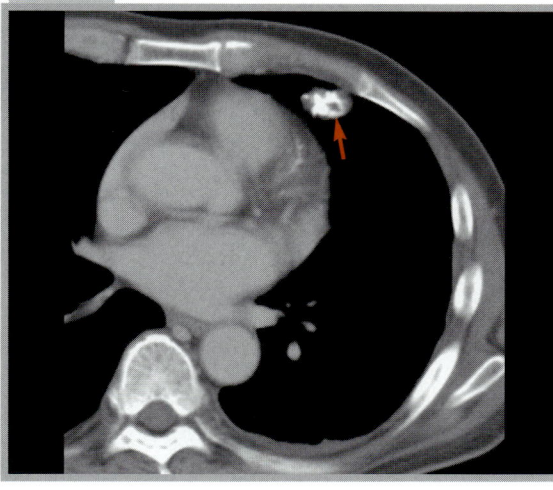

所見 72歳男性．肺結節内部にポップコーン状の石灰化が認められる．皮下脂肪とほぼ等しい吸収値もみられる（→）．

　肺過誤腫は肺良性腫瘍のうち最も多く，良性病変としては結核腫に次ぐ．病理組織学的に，軟骨成分と線維芽組織が主体であり，脂肪成分，筋成分，線維組織，気管支腺などもみられる．CTでは境界明瞭で辺縁平滑な腫瘍としてみられ，60%程度で石灰化が検出される．緩徐に増大し，ときに多発する．

第2章 肺野の限局性を主体とする疾患

14 菌球型アスペルギルス症，アスペルギローマ（aspergilloma）

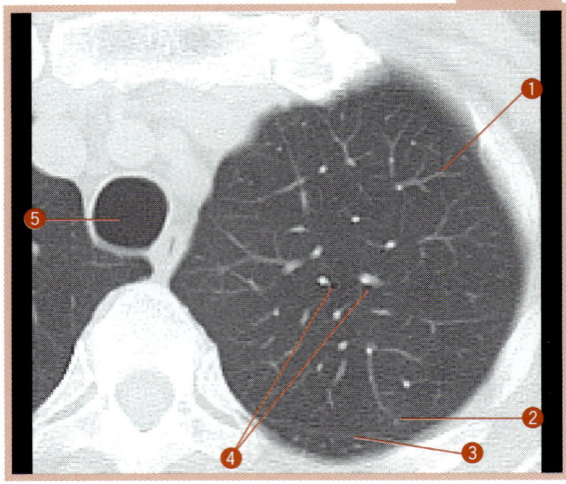

正常

1. 肺静脈（pulmonary vein）
2. 肺動脈（pulmonary artery）
3. 大葉間裂（major fissure）
4. B^{1+2}
5. 気管（trachea）

病変

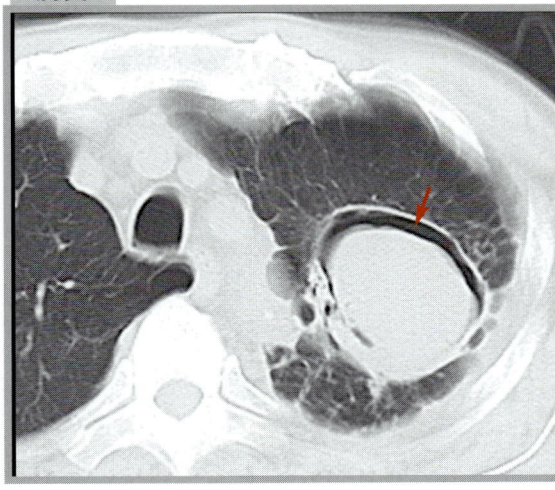

所見 60歳男性．左上葉にmeniscus sign（→）を伴う腫瘤が認められる．両肺にブラが多発している．

　肺アスペルギルス症は菌球型，侵襲性，慢性壊死性，アレルギー性気管支肺アスペルギルス症の4型に分けられる．本例のような菌球型は正常免疫能の患者の既存空洞や囊胞内などに形成される．既存空洞としては肺結核が最多である．空洞内に形成された菌球（aspergilloma, fungus ball）と間の空気像は三日月状であり，meniscus signやair crescent signと呼ばれる．菌球は体位変換により空洞内を移動する．

第2章 肺野の限局性を主体とする疾患

15 肺化膿症 (pulmonary abscess)

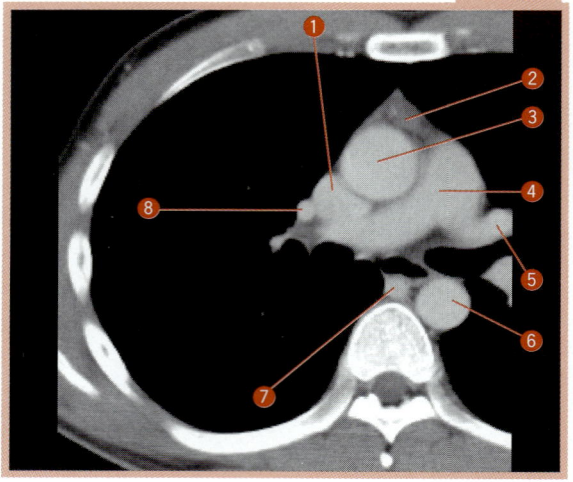

正常

1. 上大静脈 (superior vena cava)
2. 胸腺 (thymus)
3. 上行大動脈 (ascending aorta)
4. 肺動脈幹 (pulmonary trunk)
5. 左上肺静脈 (left superior pulmonary vein)
6. 下行大動脈 (descending aorta)
7. 奇静脈 (azygos vein)
8. 右上肺静脈 (right superior pulmonary vein)

病変

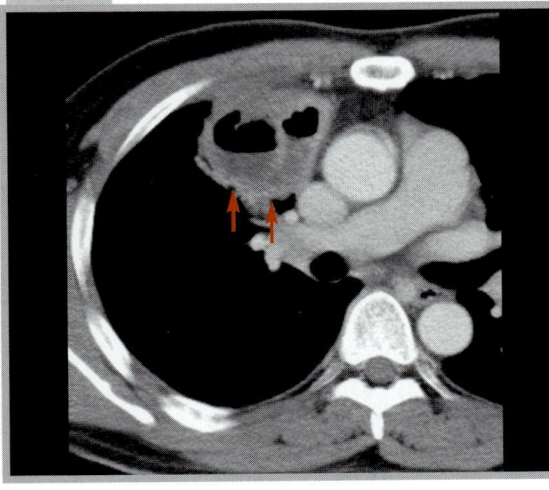

所見 43歳男性．腫瘍内部に液面形成が認められ，壁の内側面には造影効果がみられる（→）．

肺炎の中心部が壊死を起こした状態を肺化膿症と呼ぶ．原因菌は口腔内常在菌，嫌気性菌，グラム陰性桿菌，ブドウ球菌などが多く，経気道感染，血行性感染，近隣臓器からの炎症波及などが原因となる．壁の内側面は血流豊富な肉芽組織からなるので，造影CTで増強効果が認められる．

第2章 ● 肺野の限局性を主体とする疾患

第2章 肺野の限局性を主体とする疾患

16 器質化肺炎 (organizing pneumonia)

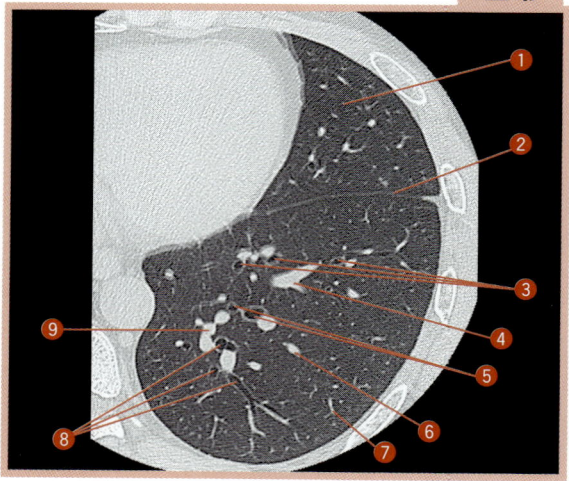

正常

1. S^5
2. 大葉間裂 (major fissure)
3. B^8
4. V^8
5. B^9
6. V^9
7. 肺静脈 (pulmonary vein)
8. B^{10}
9. V^{10}

病変

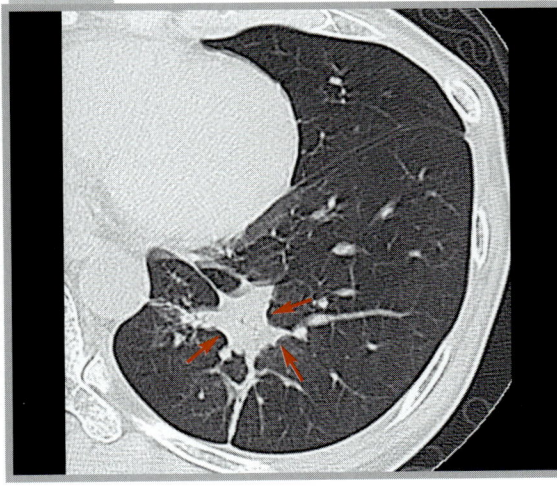

所見 47歳女性．結節*の辺縁は陥凹しており（→），胸膜面に連続する索状影がみられる．病変の境界は明瞭である．

　何らかの原因で肺炎治癒が遷延し，炎症細胞の吸収が遅延している炎症性病変を器質化肺炎と呼ぶ．高齢者や慢性閉塞性肺疾患，薬剤などが誘因となりうる．炎症収縮を反映して辺縁は凹凸を呈するが，肺癌と鑑別困難なときもある．

第2章 ● 肺野の限局性を主体とする疾患

第2章 肺野の限局性を主体とする疾患

17 円形無気肺 (rounded atelectasis)

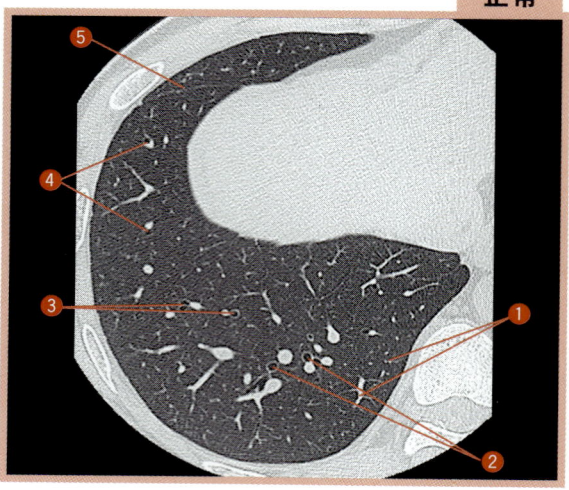

正常

❶ 肺静脈 (pulmonary vein)
❷ B^{10}
❸ B^9
❹ B^8
❺ 大葉間裂 (major fissure)

病変

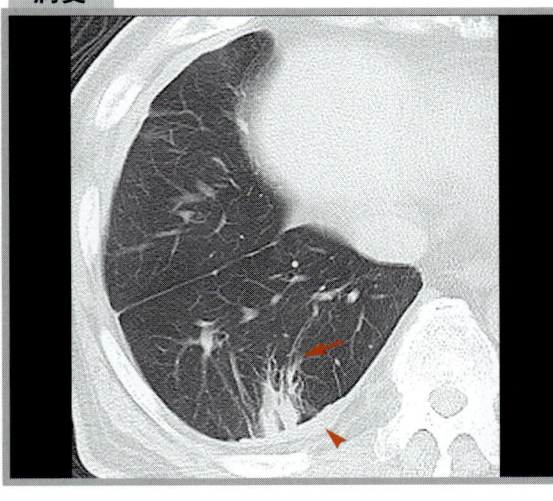

所見 右下葉の胸膜面を底面とする扇状の病変がみられ，周辺の気管支血管は曲線状に走行している（→）(comment tail sign). 接する胸膜は肥厚している（▶）.

円形無気肺は胸膜癒着などに伴う肺伸展不良が原因で肺組織がたたみこまれ線維化した状態である．アスベスト暴露による胸膜プラーク*周囲に生じることが多い．周辺気管支血管が曲線状に巻き込まれた像をcomment tail signと呼び，約60%にみられ診断的である．稀に増大することがある．

第2章 ● 肺野の限局性を主体とする疾患

第2章 肺野の限局性を主体とする疾患

18 肺クリプトコッカス症 (cryptococcosis)

正常

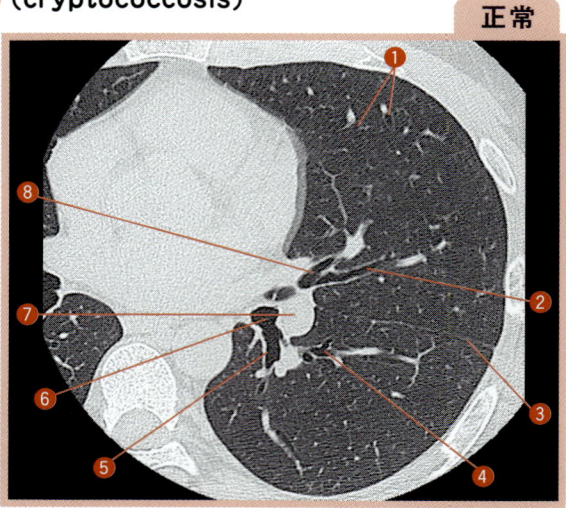

1. B^3b
2. B^4a
3. 大葉間裂 (major fissure)
4. B^6b
5. B^6c
6. 左下葉気管支 (left inferior lobe bronchus)
7. 左下葉肺動脈 (left descending pulmonary artery)
8. B^4b

病変

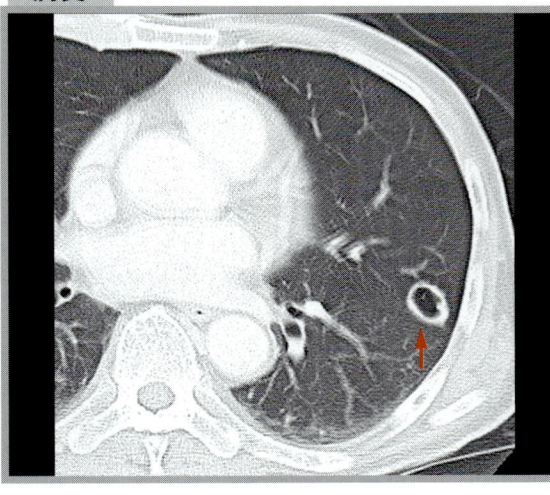

所見 病変境界明瞭な空洞性結節がみられる（→）．空洞壁は比較的薄く，一様の厚さである．

　ハトや鶏の排泄物中の胞子を吸い込むことで感染する．肺病変は多様であり，本例のような空洞性結節のほかに結節*や浸潤影のこともある．病変分布も単発性，多発性，びまん性などさまざまである．空洞は薄壁であることが多い．リンパ節腫脹や胸水貯留を伴うことがある．

第2章 肺野の限局性を主体とする疾患

19 肺内リンパ節 (intrapulmonary lymph node)

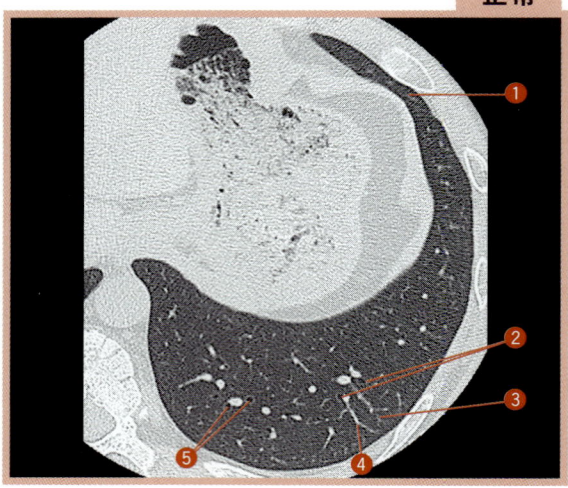

正常

- ❶ 大葉間裂 (major fissure)
- ❷ B⁹
- ❸ 肺静脈 (pulmonary vein)
- ❹ 肺動脈 (pulmonary artery)
- ❺ B¹⁰

病変

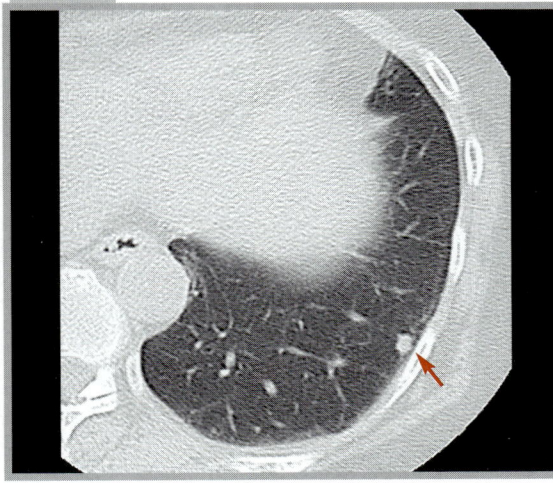

所見 68歳男性．左下葉S9胸膜下に辺縁平滑な多角状結節がみられる（→）．石灰化は明らかでない．

　肺末梢にもリンパ節が存在する．通常は同定できないが，喫煙や粉塵吸引などの刺激にリンパ組織の過形成が起こるとCTで描出できるようになる．中下葉の胸膜下に1cm以下の境界明瞭な卵円形や多角状結節としてみられる．小さな肺転移との鑑別が臨床上の問題になるが，胸膜直下の小葉間隔壁に接して存在するので結節＊と肺静脈との連続性が確認できることがあり，診断的所見である．

第2章 肺野の限局性を主体とする疾患

20 先天性嚢胞状腺腫様形成異常（CCAM）または先天性肺気道形成異常（CPAM）

正常

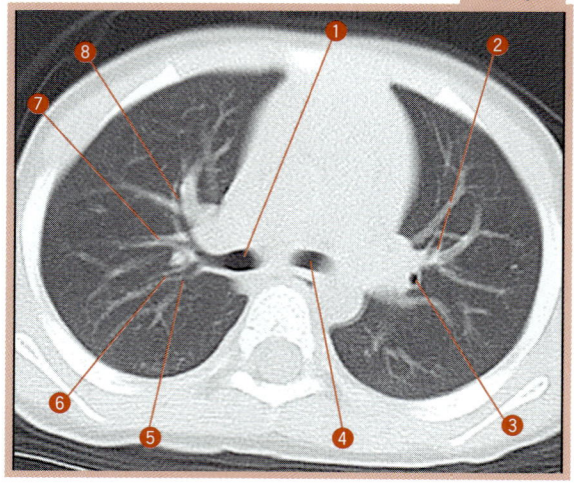

CCAM：congenital cytic adenomatoid malformation
CPAM：congenital pulmonary airway malformation

❶ 右主気管支
　（right main bronchus）
❷ B^3
❸ B^{1+2}
❹ 左主気管支
　（left main bronchus）
❺ B^2a
❻ B^2b
❼ B^3a
❽ B^3b

病変

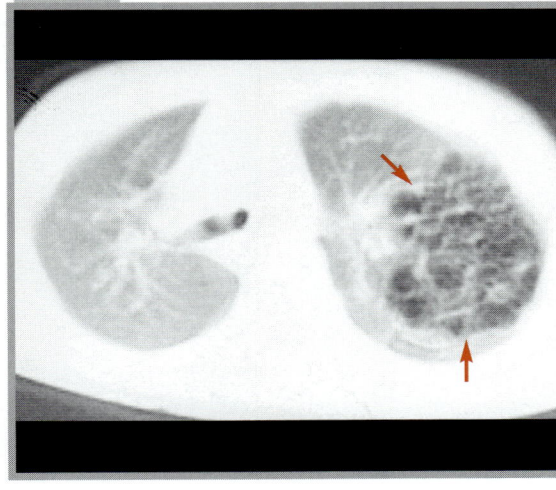

所見 3歳男児．呼吸器感染をくり返していた．左上葉に大きさ1～2cm程度の嚢胞が多数集簇して認められる（→）．

　CCAMは終末気管支の増殖が原因で嚢胞を形成する疾患．嚢胞壁は細気管支上皮類似細胞で覆われる．嚢胞の大きさによりⅠ型（2cm以上），Ⅱ型（2cm以下の多数の嚢胞），Ⅲ型（微小嚢胞の集簇からなる充実病変）に分けられる（Stocker分類）．Ⅰ型は合併奇形が少なく，予後は良い．Ⅲ型は予後不良である．本例はⅡ型である．粘液産生の盛んな上皮に覆われた嚢胞部では粘液産生による浸潤影がCTでみられることがある．近年では先天性肺気道形成異常（CPAM）とも呼ばれる．

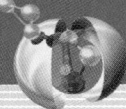

第3章
肺野の多発性（びまん性）を主体とする疾患

(藤澤英文, 大場啓一郎, 櫛橋民生)

第3章 肺野の多発性（びまん性）を主体とする疾患

01 慢性好酸球性肺炎（chronic eosinophilic pneumonia）

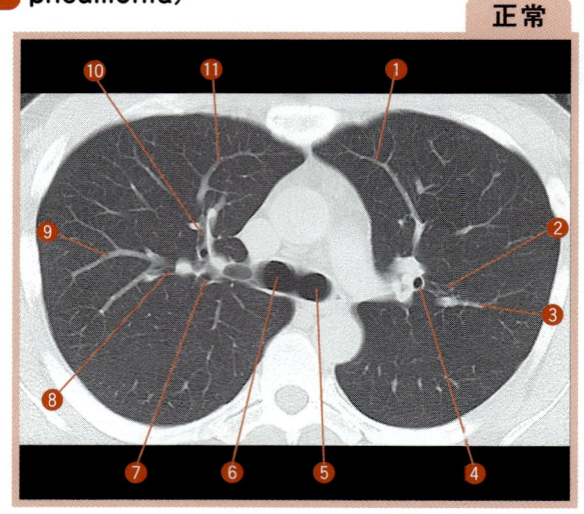

正常

1. V^3
2. $B^{1+2}c$
3. $A^{1+2}c$
4. B^{1+2}
5. 左主気管支（left main bronchus）
6. 右主気管支（right main bronchus）
7. B^2a
8. B^2b
9. A^2b
10. B^3b
11. V^3

病変

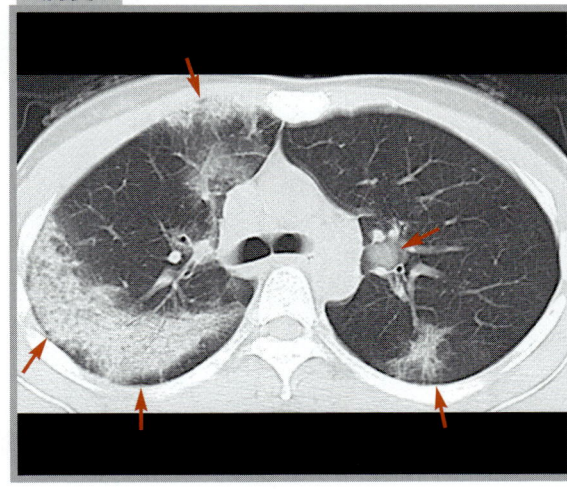

所見 33歳女性．両肺の胸膜下主体に大小のコンソリデーション*やすりガラス陰影*がみられる（→）．コンソリデーション内には気管支透亮像がみられる．

慢性好酸球性肺炎のCT所見は，上肺野の末梢優位に多発して分布する非区域性のすりガラス陰影やコンソリデーションであり，治癒過程では胸膜に平行な板状病変がみられる．中年女性に多く，喘息やアトピーの既往が約半数でみられる．末梢血好酸球増多が認められる．ステロイド治療に反応するが，再発は稀でない．

第3章　肺野の多発性（びまん性）を主体とする疾患

02 特発性器質化肺炎 (cryptogenic organizing pneumonia：COP)

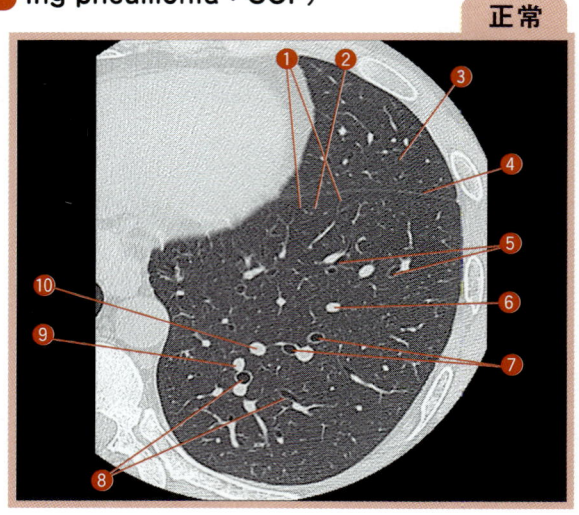

正常

1. 肺静脈 (pulmonary vein)
2. 肺動脈 (pulmonary artery)
3. S^5
4. 大葉間裂 (major fissure)
5. B^8
6. V^8
7. B^9
8. B^{10}
9. V^{10}
10. V^9

病変

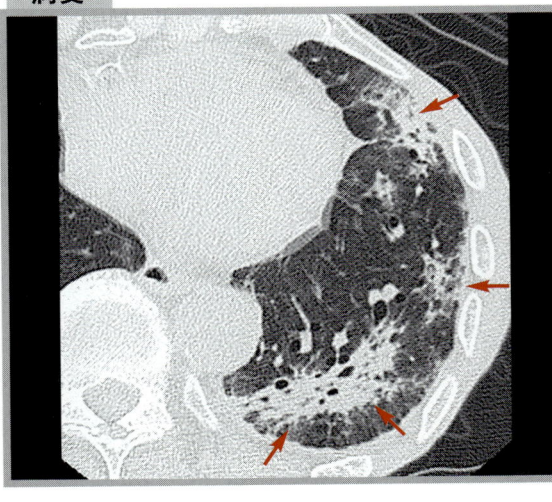

所見 68歳男性．気管支透亮像を伴うコンソリデーション*が末梢側に多発して認められる（→）．周囲には淡いすりガラス陰影*もみられる．病変分布は非区域性である．

特発性器質化肺炎（cryptogenic organizing pneumonia：COP）は，以前は器質化肺炎を伴う閉塞性細気管支炎（bronchiolitis obliterans organizing pneumonia：BOOP）と呼ばれていた．CT所見は，肺末梢にみられる非区域性のコンソリデーションやすりガラス陰影であり，画像所見は慢性好酸球性肺炎と類似している．下肺野優位に分布することが多い．

第3章 肺野の多発性（びまん性）を主体とする疾患

03 通常型間質性肺炎（usual interstitial pneumonia：UIP）

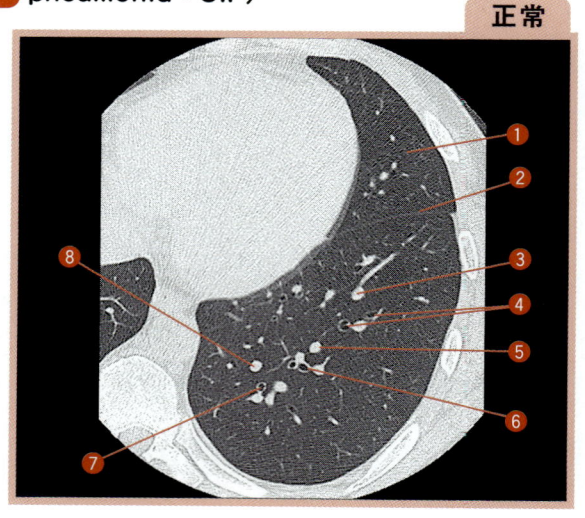

正常

- ❶ S^5
- ❷ 大葉間裂（major fissure）
- ❸ V^8
- ❹ B^8
- ❺ V^9
- ❻ B^9
- ❼ B^{10}
- ❽ V^{10}

病変

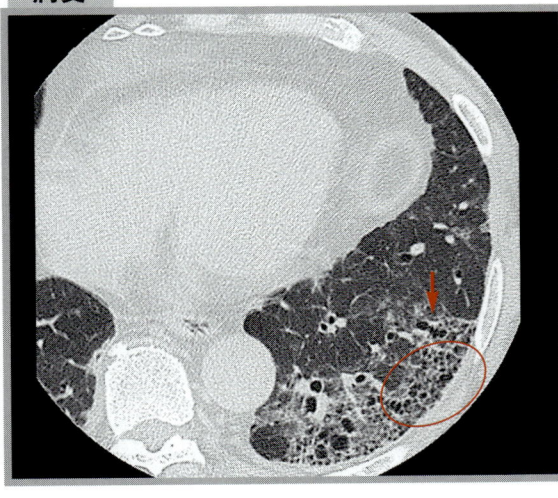

所見 68歳男性．下葉胸膜下に網状影，線状影，嚢胞，牽引性気管支拡張（→）などを含むすりガラス陰影*がみられる．蜂窩肺*（○）も認められる．

通常型間質性肺炎（usual interstitial pneumonia：UIP）は慢性進行性の経過を示す予後不良の疾患で，さまざまな時相の線維化と活動性病変が混在しており，時間的・空間的な所見の多様さが特徴である．画像では，中下肺野の胸膜下優位に線維化を伴う間質性変化が認められ，肺容積は減少する．間質所見の詳細な把握には高分解能CT（high resolution CT：HRCT）が有用で，必須である．特発性肺線維症（idiopathic pulmonary fibrosis：IPF）はUIPの臨床診断名である．

第3章 ● 肺野の多発性（びまん性）を主体とする疾患

第 3 章 　肺野の多発性（びまん性）を主体とする疾患

04 通常型間質性肺炎急性増悪 (acute exacerbation of UIP)

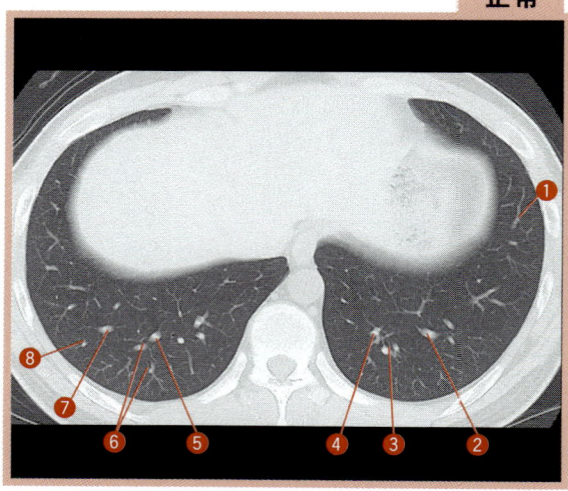

正常

❶ V^8
❷ V^9
❸ B^{10}
❹ V^{10}
❺ V^{10}
❻ B^{10}
❼ V^9
❽ B^9

病変

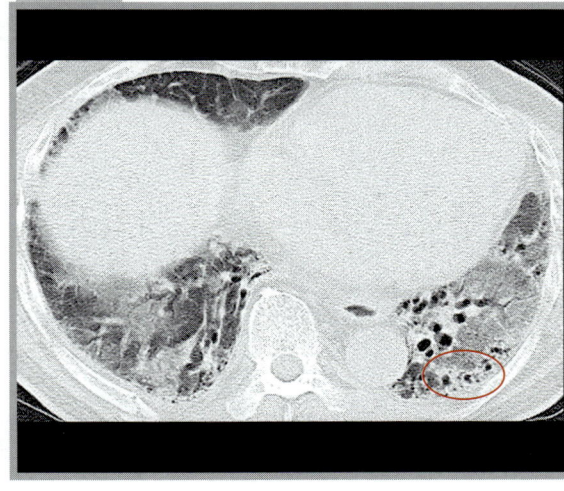

所見 74歳男性．両肺にすりガラス陰影＊が広がっており，内部には拡張した気管支や蜂窩肺＊（〇）などがみられる．

UIPの病勢が急激に進行することがあり，これを急性増悪と呼ぶ．予後不良であり，ステロイド治療が行われる．病理学的には，びまん性肺胞障害（diffuse alveolar damage：DAD）で，急性間質性肺炎（acute interstitial pneumonia：AIP）と同様である．病変内の蜂窩肺の有無がAIPとの重要な鑑別点である．

第3章 肺野の多発性（びまん性）を主体とする疾患

05 Wegener肉芽腫症 (Wegener's granulomatosis)

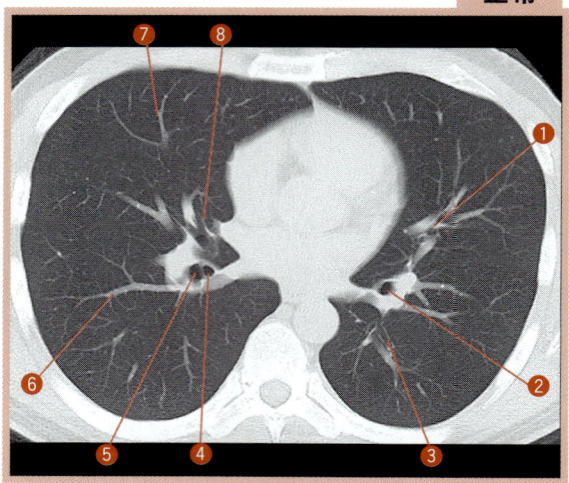

正常

1. B^4
2. 左下葉気管支 (left inferior lobe bronchus)
3. B^6
4. B^7
5. B^{8+9+10}
6. V^6
7. V^3
8. B^5

病変

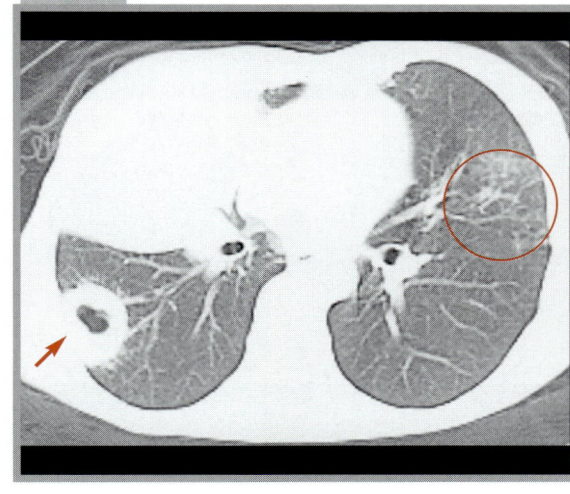

所見 右下葉に厚い壁を有する空洞性腫瘤が胸膜に接してみられる（→）．右中葉は非常に濃いコンソリデーション*が広がっている．左舌区には小結節や斑状影が気管支血管周囲にみられる（○）．

原因不明の肉芽腫性疾患で，気道の壊死性肉芽腫性病変，壊死性血管炎，糸球体腎炎が3主徴である．肺病変のCT所見は，多発結節・腫瘤が高頻度にみられ，しばしば空洞を伴う．造影CT縦隔条件では病変内壊死による低吸収域が認められることがある．浸潤影や癒合影としてみられ，胸膜に接した結節もよくみられる．血管炎を反映して，小結節は気管支血管束周囲に分布する．

第3章 肺野の多発性（びまん性）を主体とする疾患

06 ニューモシスチス肺炎（pneumocystis pneumonia：PCP）

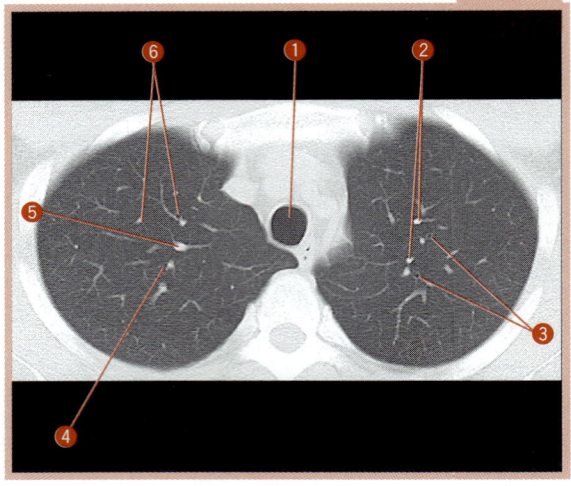

正常

1. 気管（trachea）
2. V^{1+2}
3. B^{1+2}
4. B^2
5. V^1
6. B^1

病変

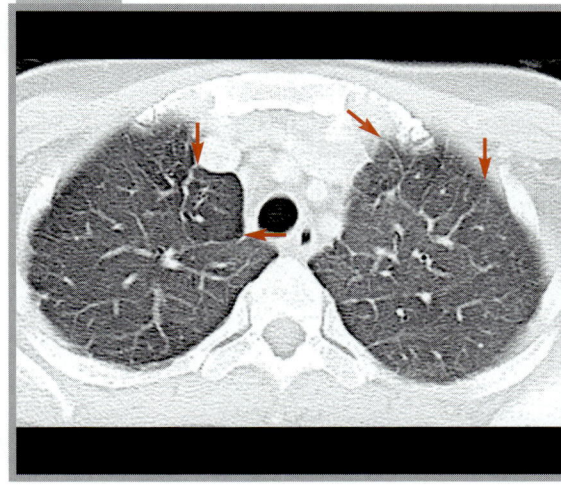

所見 36歳女性．両肺に非常に淡いすりガラス陰影*が分布し，小葉間隔壁*の肥厚もみられる（→）．

　真菌の一種である*pneumocystis jiroveci*による肺炎であり，免疫不全患者に生じる．以前は*pneumocystis carinii*による肺炎とされカリニ肺炎と呼ばれていた．両肺対称性のすりガラス陰影や網状影としてみられる．進行すると浸潤影や小葉間隔壁肥厚などがみられるようになる．CTは胸部X線写真で異常を指摘できない早期に，両側対称性のびまん性すりガラス陰影として描出でき，有用である．ガリウムシンチグラフィではCTで「淡いすりガラス陰影」としてみられる病早期にも，非常に強い両肺の異常集積として認められる．AIDS患者のニューモシスチス肺炎では肺尖部嚢胞がみられる．

第3章 肺野の多発性（びまん性）を主体とする疾患

07 サルコイドーシス（sarcoidosis）

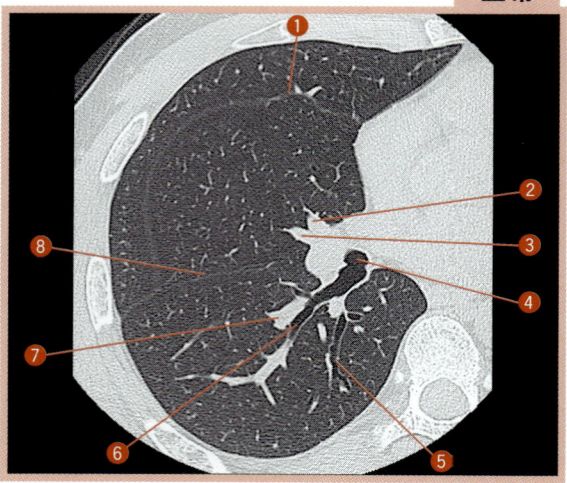

正常

1. 小葉間裂（minor fissure）
2. A^5
3. A^4
4. 中間幹（bronchus intermedius）
5. B^6c
6. B^6b
7. A^6b
8. 大葉間裂（major fissure）

病変

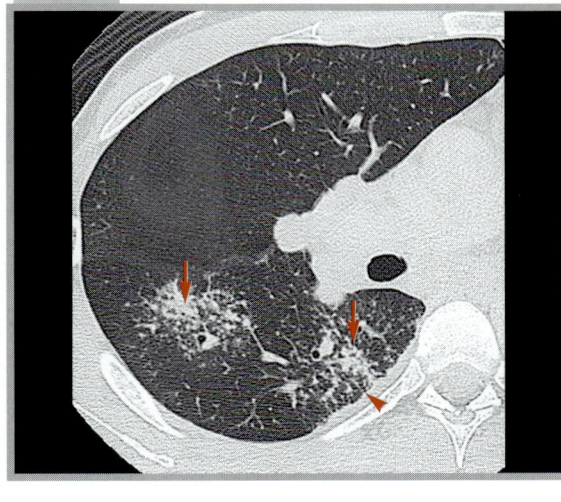

所見 27歳男性．粒状影や小結節が気道周囲に集簇して多数分布している．気管支血管束の不規則な肥厚（→）や小葉間隔壁肥厚（▶）もみられる．

　サルコイドーシスの肺野病変はリンパ路に沿って非乾酪性肉芽腫を形成し，癒合と線維化を伴いやすい．上肺野優位に分布する．CTでは，多数の小粒状影が気管支血管周囲，小葉間隔壁*，胸膜下などに分布し，癒合すると結節や浸潤影としてみられる．非常に小さな粒状影や肺隔炎などはすりガラス陰影*として描出される．線維化が強くなると病変は収縮する．

第3章 ● 肺野の多発性（びまん性）を主体とする疾患　　147

第3章 肺野の多発性（びまん性）を主体とする疾患

08 マイコプラズマ肺炎 (mycoplasma pneumonia)

正常

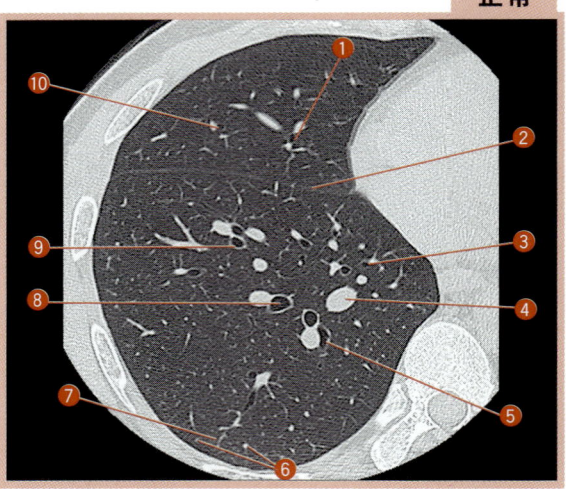

1. B^5
2. 大葉間裂（major fissure）
3. B^7
4. 右下肺静脈（right inferior pulmonary vein）
5. B^{10}
6. 肺静脈（pulmonary vein）
7. 肺動脈（pulmonary artery）
8. B^9
9. B^8
10. B^4

病変

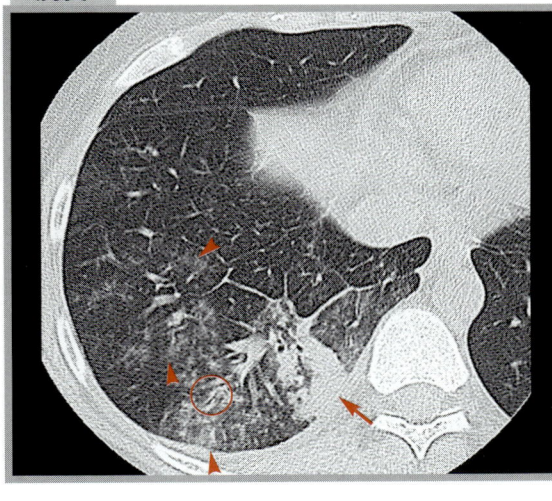

所見 29歳女性．右下葉に気管支透亮像を伴うコンソリデーション*（→），淡い小葉中心性の結節や斑状影（▸）などがみられる．気管支壁は肥厚している（○）．

非定型肺炎のうち最も高頻度にみられる．若年者に多く，長期間の頑固な咳嗽が特徴である．気道上皮の線毛細胞が障害され，気管支や細気管支に炎症細胞浸潤がみられる．CT所見は，気管支壁肥厚，小葉中心の粒状影や斑状影，小葉間隔壁肥厚などで，進行すると浸潤影がみられ，区域性や肺葉性に浸潤影が拡大する．

第3章 ● 肺野の多発性（びまん性）を主体とする疾患

第3章 肺野の多発性（びまん性）を主体とする疾患

09 粟粒結核（milliary tuberculosis）

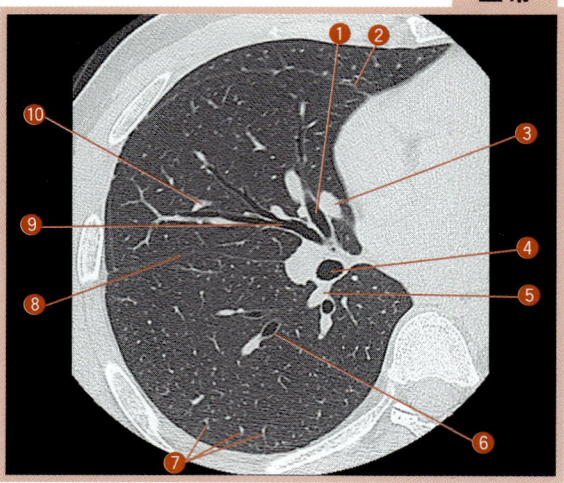

正常

1. B^5a
2. 小葉間裂（minor fissure）
3. V^5
4. 右下葉気管支（right inferior lobe bronchus）
5. V^6
6. B^6
7. 肺動脈（pulmonary artery）
8. 大葉間裂（major fissure）
9. B^4b
10. V^4

病変

HRCT

拡大画像

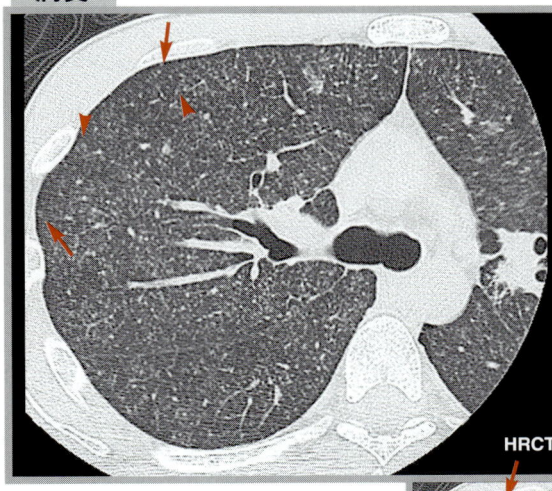

所見 31歳男性．数ミリ大の微細結節がびまん性に分布している．微細結節は二次小葉とは特定の位置関係にはなく，胸膜直下（→）や小葉中心（▶）などランダムに分布している．血行性散布を反映した所見である．

　血行性散布を示す主な疾患は，栗粒結核と血行性肺転移である．栗粒結核は，およそ3mm径以下のほぼ等しい大きさの微細結節が全肺野均一にびまん性に分布する．すりガラス陰影*を伴うことがあり，アレルギー反応による滲出性変化とも考えられている．栗粒状の血行性肺転移では，微細結節の大きさが栗粒結核ほど均一ではない．

第3章 ● 肺野の多発性（びまん性）を主体とする疾患

第3章 肺野の多発性（びまん性）を主体とする疾患

10 肺転移（粟粒状）（milliary pulmonary metastases）

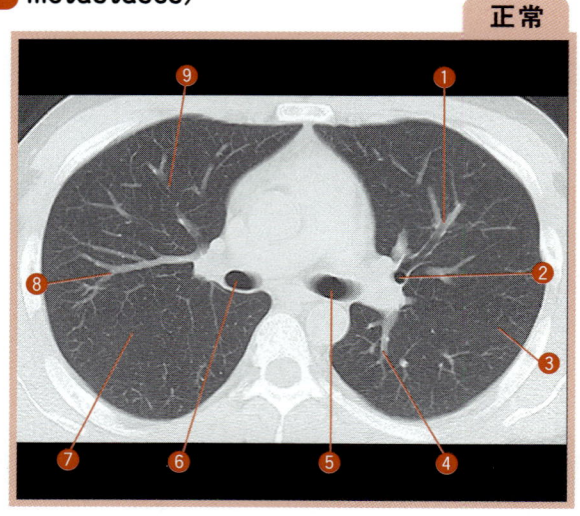

正常

1. 左B^3
2. B^{1+2}
3. 大葉間裂（major fissure）
4. V^6
5. 左主気管支（left main bronchus）
6. 中間幹（bronchus intermedius）
7. 大葉間裂（major fissure）
8. V^2
9. 右B^3

病変

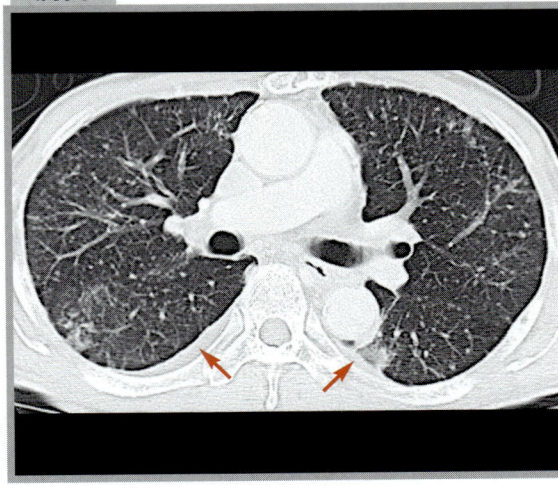

所見 64歳男性．腎癌患者．両肺野に微小粒状影が多発してみられる．病変は二次小葉内や胸膜面などランダムに分布している．胸水が貯留している（→）．

びまん性粟粒状肺転移は，甲状腺髄様癌，腎細胞癌，悪性黒色腫，絨毛癌などにみられやすい．CT所見は同じランダム分布を呈する粟粒結核に似るが，粒状影の大小はやや不揃いであることが多い．

第3章 肺野の多発性（びまん性）を主体とする疾患

11 肺転移（典型例）〔pulmonary metastasis (typical case)〕

正常

1. B^4
2. V^6
3. 左B^6
4. 左下葉気管支 (left inferior lobe bronchus)
5. 中間幹 (bronchus intermedius)
6. 右B^6
7. V^6
8. 大葉間裂 (major fissure)
9. A^4
10. 小葉間裂 (minor fissure)
11. A^5

病変

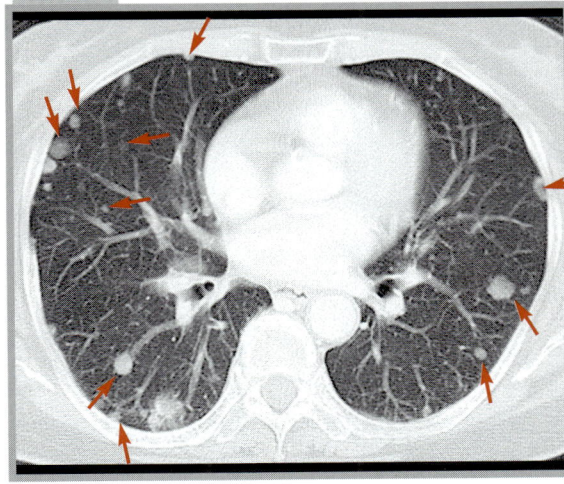

所見 74歳女性．胃癌患者．両肺にさまざまな大きさの円型結節（→）が多発してみられる．結節は辺縁整で境界は明瞭であり，主に肺末梢側に分布している．

血行性肺転移の典型的CT所見は，下肺野末梢に多く分布する辺縁整で境界明瞭な大小不同の多発円型結節である．血行性経路は肺動脈経由がほとんどであり，気管支動脈経由の頻度は低い．転移経路は血行性のほかに，リンパ行性，経気道性，経胸腔性，直接浸潤などがある．

第3章 ● 肺野の多発性（びまん性）を主体とする疾患

第3章 肺野の多発性（びまん性）を主体とする疾患

12 肺転移（空洞形成）（cavitary pulmonary metastases）

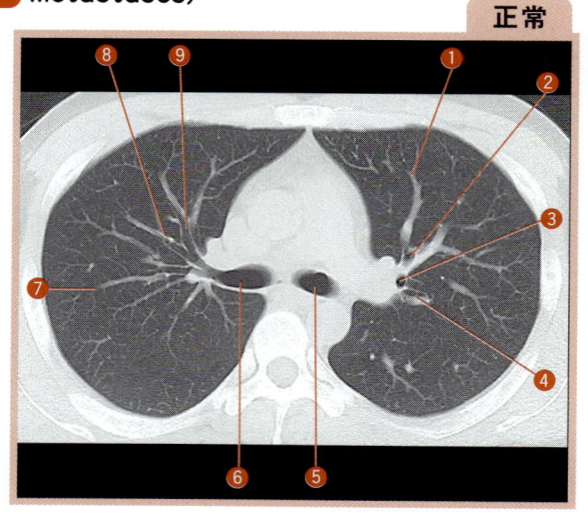

正常

- ❶ V^3
- ❷ B^3
- ❸ B^{1+2}
- ❹ $B^{1+2}c$
- ❺ 左主気管支
  （left main bronchus）
- ❻ 右主気管支
  （right main bronchus）
- ❼ B^2a
- ❽ B^3a
- ❾ B^3b

病変

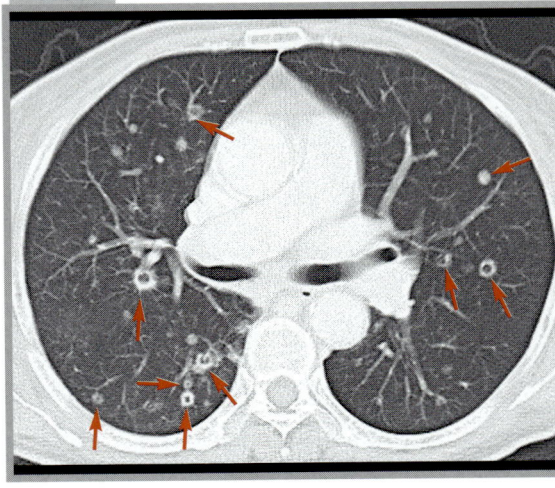

所見 74歳女性．肺癌術後患者．両肺野に大きさがほぼ等しい空洞性結節（→）が多発して認められる．

空洞性転移をきたしやすい原発巣は，頭頸部癌や子宮頸癌などの扁平上皮癌，大腸癌，乳癌，膵癌，肺癌などの腺癌，膀胱の移行上皮癌，肉腫などである．壁の厚さはさまざまである．空洞化は，腫瘍増大に伴う内部壊死や化学療法などによる治療後の壊死などが原因になる．

第3章 ● 肺野の多発性（びまん性）を主体とする疾患

第3章 肺野の多発性（びまん性）を主体とする疾患

13 肺転移（石灰化）（calcified pulmonary metastases）

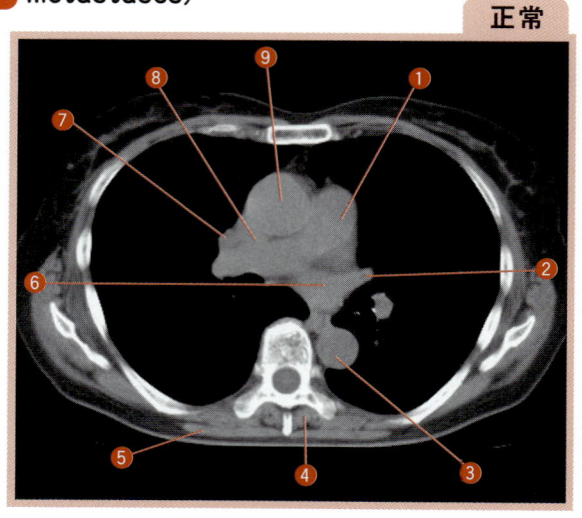

正常

1. 肺動脈（pulmonary artery）
2. 左上肺静脈（left superior pulmonary vein）
3. 下行大動脈（descending aorta）
4. 脊柱起立筋（erector spinae）
5. 僧帽筋（trapezius muscle）
6. 左心房（left atrium）
7. 右上肺静脈（right superior pulmonary vein）
8. 上大静脈（superior vena cava）
9. 上行大動脈（ascending aorta）

病変

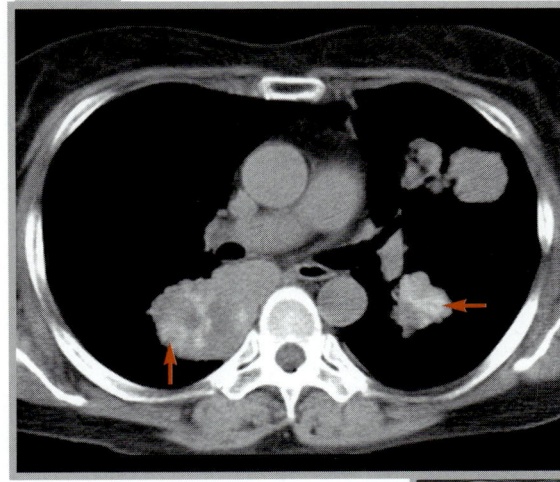

所見 69歳女性．大腸癌患者．両肺野に比較的大きな腫瘍が多発しており，石灰化が腫瘍内にみられる（→）．

石灰化肺転移の頻度は低い．骨肉腫，軟骨肉腫，大腸癌，胃癌などの転移に石灰化をきたすことがある．腫瘍自身による骨産生，粘液の異栄養性石灰化などが石灰化の機序である．化学療法や放射線治療後にもみられることがある．

骨肉腫肺転移

第3章 ● 肺野の多発性（びまん性）を主体とする疾患

第3章 肺野の多発性（びまん性）を主体とする疾患

14 肺転移（haloサイン）〔pulmonary metastases (halosign)〕

正常

❶ 大葉間裂（major fissure）
❷ B^8
❸ B^9
❹ B^{10}
❺ B^7
❻ B^{10}
❼ B^9
❽ B^8

病変

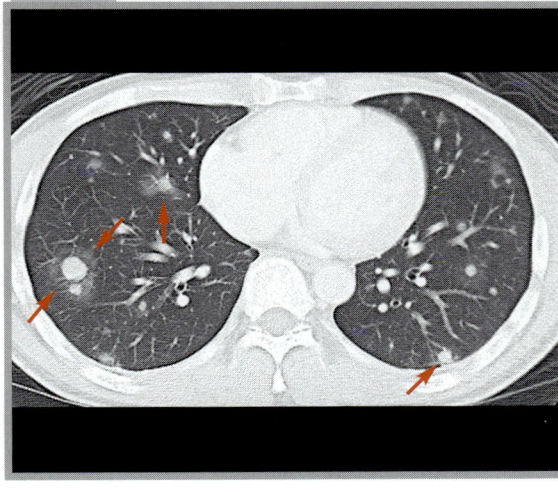

所見 43歳男性．精巣腫瘍患者．両肺に大小不同の円型結節が多発してみられる．結節周囲を取り囲むようにすりガラス陰影*がみられる（→）．

結節周囲を取り囲むすりガラス陰影はhaloと呼ばれ，出血や周囲間質への浸潤を反映している．肺転移に出血を生じる原発巣は，血管肉腫，絨毛癌，腎癌などが知られている．アスペルギルス症はhaloを呈する代表的な疾患である．

第3章 ● 肺野の多発性（びまん性）を主体とする疾患

第3章 肺野の多発性（びまん性）を主体とする疾患

15 癌性リンパ管症 (lymphangitic carcinomatosa)

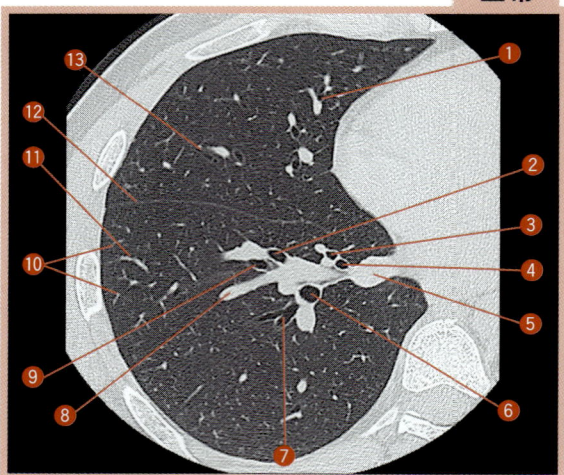

正常

1. B^5b
2. B^8b
3. B^7b
4. B^7a
5. 右下肺静脈 (right inferior pulmonary vein)
6. B^{9+10}
7. B^9a
8. V^8
9. B^8a
10. 肺動脈 (pulmonary artery)
11. 肺静脈 (pulmonary vein)
12. 大葉間裂 (major fissure)
13. B^4b

病変

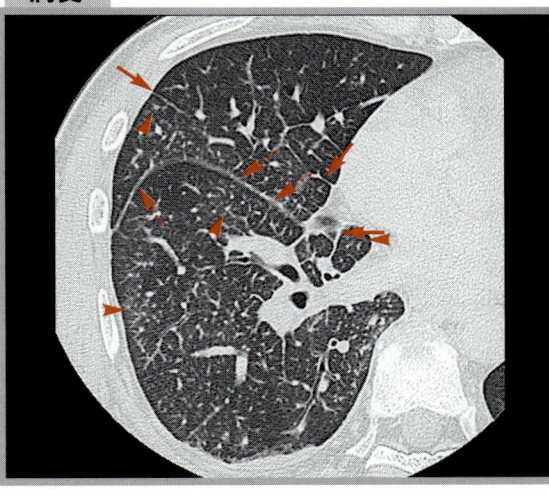

所見 45歳男性．胃癌患者．小葉間隔壁*の不整肥厚（→）と多数の小葉中心結節（▶）がみられる．葉間胸膜の肥厚（…▶）もみられ，気管支血管束もわずかに肥厚している．

　気管支周囲間質，小葉間隔壁，胸膜などのリンパ路に腫瘍が広がると，CTでは気管支血管束，小葉間隔壁，胸膜などの不整肥厚としてみられる．気管支肺動脈周囲間質肥厚により，小葉内結節を生じる．肺野の血行性転移巣からの腫瘍のリンパ管への浸潤が主因であるが，リンパ節転移からのリンパ路への直接浸潤で生じることが稀にある．原発巣は胃癌，乳癌，肺癌，膵癌，大腸癌に多く，腺癌がほとんどである．

第3章 肺野の多発性（びまん性）を主体とする疾患

16 過敏性肺臓炎 (hypersensitivity pneumonitis)

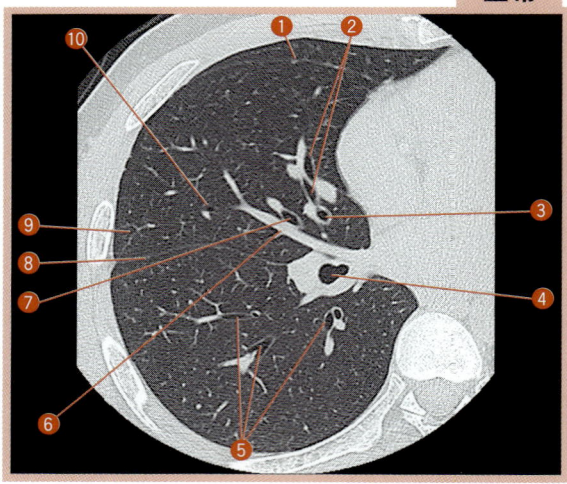

正常

1. 小葉間裂（minor fissure）
2. B^5a
3. B^5b
4. 右下葉気管支（right inferior lobe bronchus）
5. B^6
6. V^4
7. B^4b
8. 大葉間裂（major fissure）
9. 肺動脈（pulmonary artery）
10. B^4a

病変

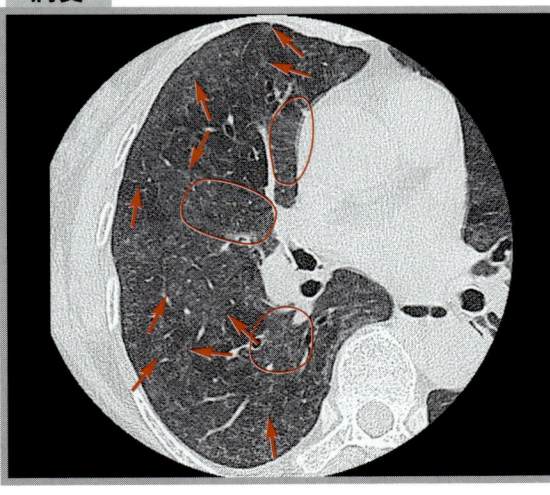

所見 79歳女性．辺縁不明瞭な淡い小結節（→）が小葉中心にびまん性に分布し，すりガラス陰影*（○）もみられる．

病理学的には，細気管支炎とリンパ球主体の炎症細胞浸潤であり，類上皮細胞肉芽腫形成がしばしばみられる．急性型（大量の抗原暴露4～10時間後に急激に発症），亜急性型，慢性型（少量の抗原の持続暴露数カ月～数年）に分類され，亜急性型が最も多い．CT所見は，1）急性型：小葉中心結節，すりガラス陰影，2）亜急性型：辺縁不明瞭な小葉中心小結節，すりガラス陰影，3）慢性型：広義間質*肥厚，線維症，小葉中心結節である．

急性型と亜急性型は，DIP（剥離性間質性肺炎），NSIP（非特異性間質性肺炎），RB-ILD（呼吸細気管支炎関連性間質性肺疾患），ニューモシスチス肺炎，サルコイドーシスなどが鑑別になる．慢性型の鑑別は，UIP（通常型間質性肺炎），NSIP，サルコイドーシスなどである．

第3章 ● 肺野の多発性（びまん性）を主体とする疾患

第3章 肺野の多発性（びまん性）を主体とする疾患

17 肺結核（経気道性，結核腫）（pulmonary tuberculosis）

正常

❶ 肺動脈（pulmonary artery）
❷ V^{1+2}
❸ B^{1+2}
❹ 小葉間隔壁（interlobular septa）

病変

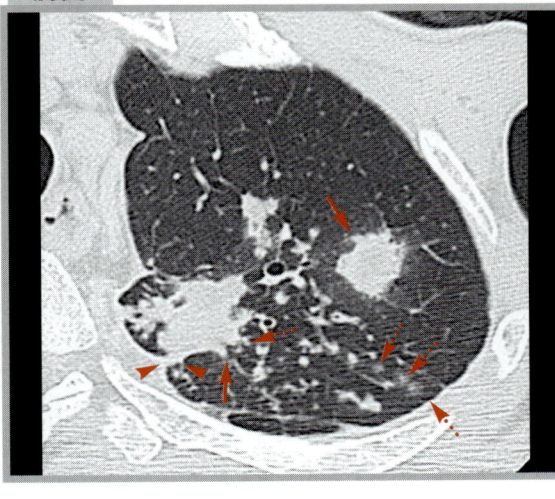

所見 65歳男性．左上葉S1＋2に不整型結節が2個みられ，周囲には散布巣による粒状影（…▶）も多発している．結節の辺縁部にはスピクラ（▶）や胸膜陥入（▶）がみられる．

結核腫とは，肺結核の乾酪壊死物質が肉芽組織で被包化されて形成された結節であり，陳旧化すると中心性や層状の石灰化を呈する．非石灰化結節では腺癌と類似所見を示すことがあるが，周辺散布巣の有無は重要な鑑別点である．

第3章 肺野の多発性（びまん性）を主体とする疾患

18 肺結核（pulmonary tuberculosis）（経気道性，tree-in-bud）

正常

1. B^3b
2. V^1
3. B^1
4. V^2t
5. B^2a
6. V^2
7. B^2b
8. B^3a
9. 肺動脈（pulmonary artery）
10. 小葉間隔壁（interlobular septa）

病変

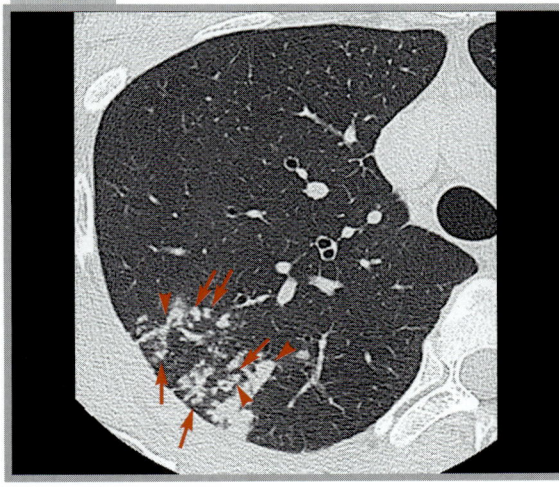

所見 26歳男性．右上葉S2の気道周囲に粒状影（➡）が樹枝状に集簇してみられる．気管支壁は肥厚（▶）している．

　経気道感染などにより末梢気管支周囲に多数の粒状影が集簇し，あたかも木の芽のように分布してみられるCT所見をtree-in-bud appearanceと呼んでいる．炎症細胞や肉芽腫などにより細気管支が充満し拡張したために起こる所見である．気道散布性結核に有名な所見であるが，結核以外でもみられる．

第3章 ● 肺野の多発性（びまん性）を主体とする疾患

第3章 肺野の多発性（びまん性）を主体とする疾患

19 びまん性汎細気管支炎
（diffuse panbronchiolitis：DPB）

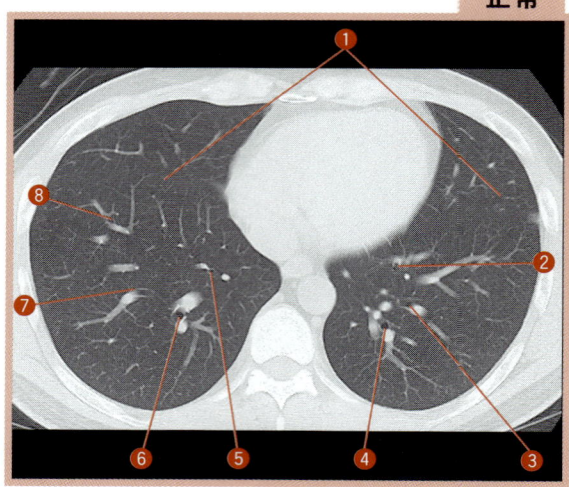

正常

❶ 大葉間裂（major fissure）
❷ B^8
❸ B^9
❹ B^{10}
❺ B^7
❻ B^{10}
❼ B^9
❽ B^8

病変

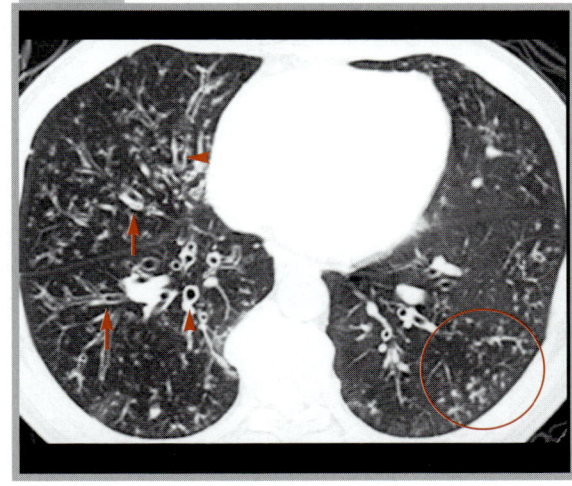

所見 55歳女性．小葉中心性分布の分岐状影や粒状影（〇），気管支壁肥厚（→），気管支拡張（▶）などがみられる．

びまん性汎細気管支炎（diffuse panbronchiolitis：DPB）は呼吸細気管支の慢性炎症が広範囲に起こり，慢性に経過する．CT所見は細気管支周囲の炎症を反映して，細気管支壁肥厚や小葉中心の粒状影や分岐状影がみられ，進行すると細気管支拡張が加わる．中枢側の気管支壁肥厚や拡張像もよくみられる．Air-trapping*のため，過膨脹となり粒状影周囲は低吸収域を呈する．

第3章 ● 肺野の多発性（びまん性）を主体とする疾患

第3章 肺野の多発性（びまん性）を主体とする疾患

20 肺気腫（小葉中心性）（pulmonary emphysema）

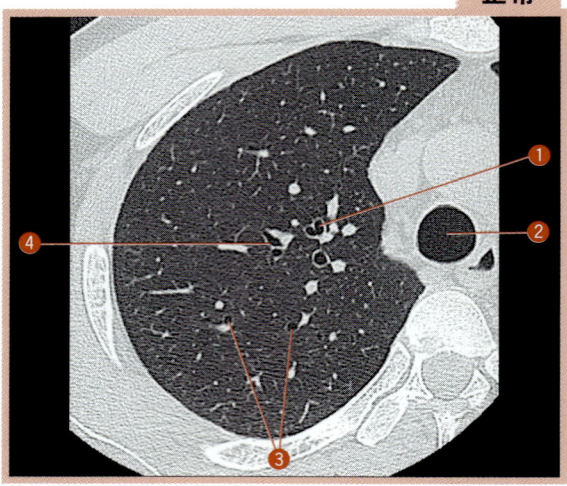

正常

1. B^1b
2. 気管（trachea）
3. B^2a
4. B^1a

病変

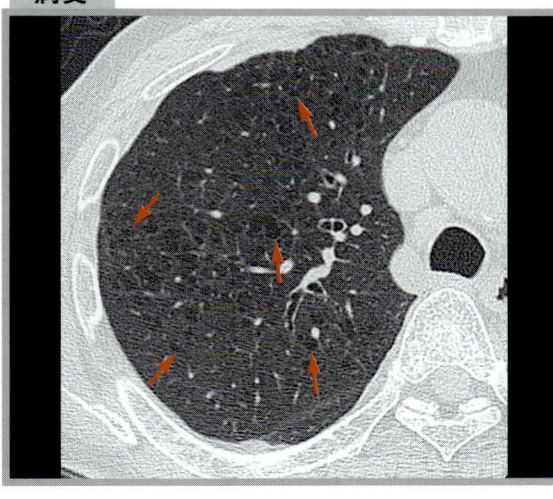

所見 71歳男性．小葉中心に小さな低吸収域（→）が多数認められ，一部では癒合している．低吸収域の辺縁には血管がみられる．

肺気腫は，終末気管支より末梢の気腔における気道壁の断裂により生じ，非可逆性変化である．二次小葉と病変との分布関係により，小葉中心性，汎小葉性，傍隔壁性に分けられる．小葉中心性肺気腫は，数mm〜1cm程度の壁をもたない低吸収域が上肺野優位に多発してみられ，喫煙との関係は深い．

第3章 肺野の多発性（びまん性）を主体とする疾患

21 肺気腫（汎小葉性）
（pulmonary emphysema）

正常

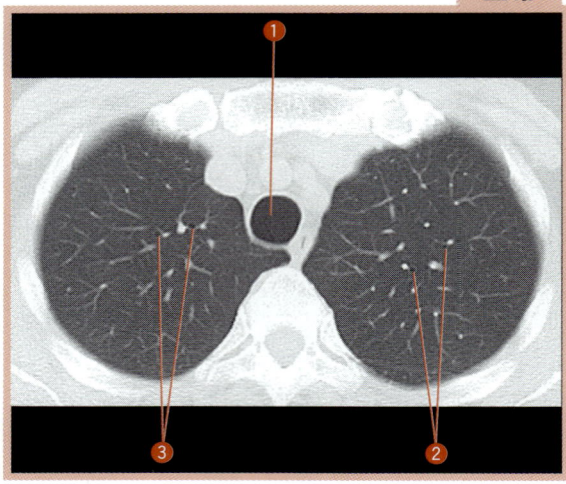

1. 気管（trachea）
2. B^{1+2}
3. B^1

病変

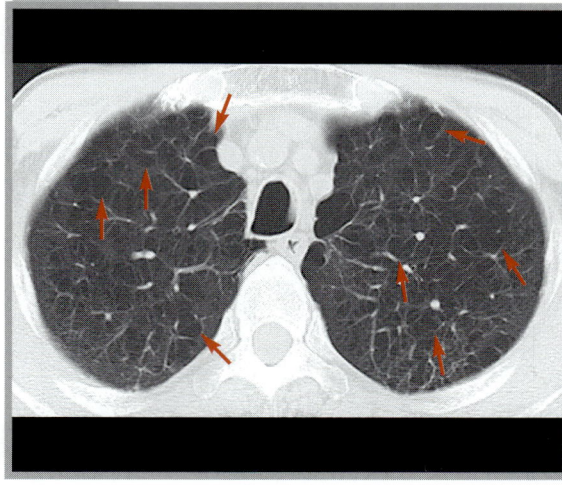

所見 74歳男性．二次小葉全体に広がる低吸収域（→）が多数みられる．低吸収域の辺縁や内部には血管が認められる．

汎小葉性肺気腫は気腫が小葉全体に及んでいるものであり，下肺野優位に認められることが多い．CTでは，肺血管の細小化，低吸収域の小葉などである．α1-アンチトリプシン欠損症に合併することがある．

第3章 肺野の多発性（びまん性）を主体とする疾患

22 珪肺症 (silicosis)

正常

1. $B^{1+2}a$
2. $B^{1+2}b$
3. 大葉間裂 (major fissure)
4. 気管 (trachea)
5. B^1a
6. B^1b

病変

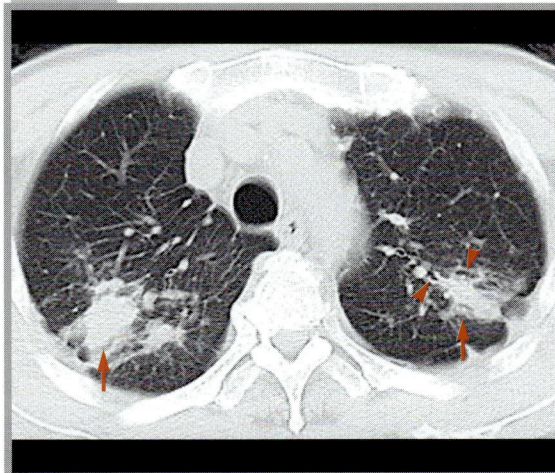

所見 69歳男性．両側上葉に不整型の腫瘤影がみられ（→），わずかに石灰化もみられる．気管支拡張（▶）や周囲の粒状影も認められる．

　珪肺症は日本の塵肺症のうち最も多く，遊離硅酸や硅酸塩の長期吸入により生じる．潜伏期は数年〜30年以上と長い．CT所見は，上肺野優位の小結節の多発であり，しばしば石灰化する．進行すると結節が癒合し進行性塊状線維化巣（progressive massive fibrosis：PMF）と呼ばれる大陰影を形成する（→）．縦隔，肺門リンパ節は卵殻状石灰化を呈する．

第3章 肺野の多発性（びまん性）を主体とする疾患

23 放射性肺臓炎 (radiation pneumonitis)

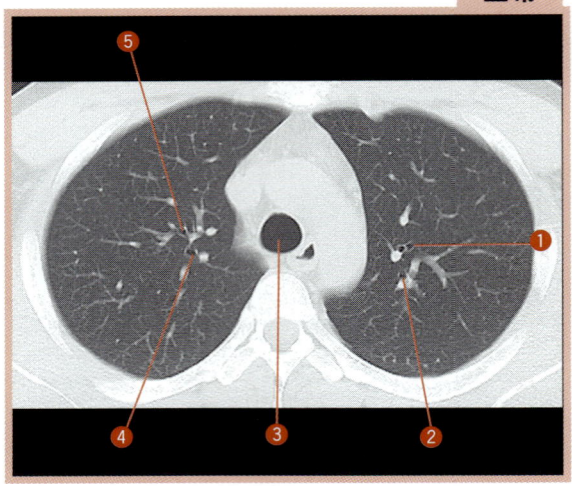

正常

1. $B^{1+2}a$
2. $B^{1+2}b$
3. 気管 (trachea)
4. B^1a
5. B^1b

病変

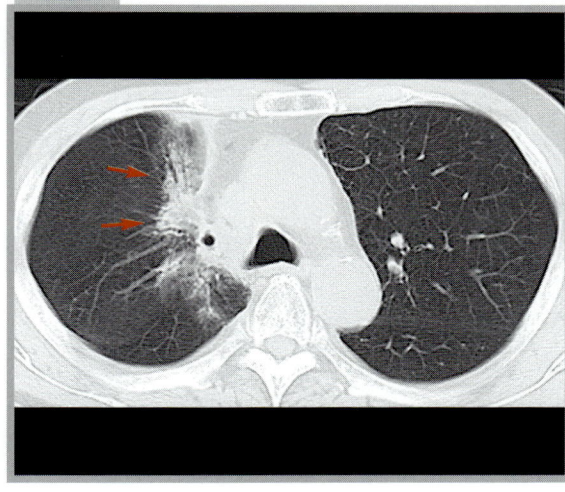

所見 68歳男性．右肺縦隔側に非区域性の帯状浸潤影がみられ，病変部は収縮している（→）．健常部との境界面は直線的である．

放射線照射に伴う肺障害には可逆性変化と不可逆性変化がある．CTでみられるすりガラス陰影＊や比較的小さい斑状影などは滲出性間質変化や肺胞腔内の滲出液などを反映した所見で，早期の可逆性変化である．本例のように境界明瞭で虚脱を呈する濃い浸潤影は，肺胞器質化や線維化による不可逆性変化を反映している．

第3章 ● 肺野の多発性（びまん性）を主体とする疾患

第4章
気管・気管支病変

(櫛橋民生,大場啓一郎,藤澤英文,浮洲龍太郎)

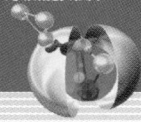

第4章 気管・気管支病変

01 嚢胞性線維症 (cystic fibrosis)

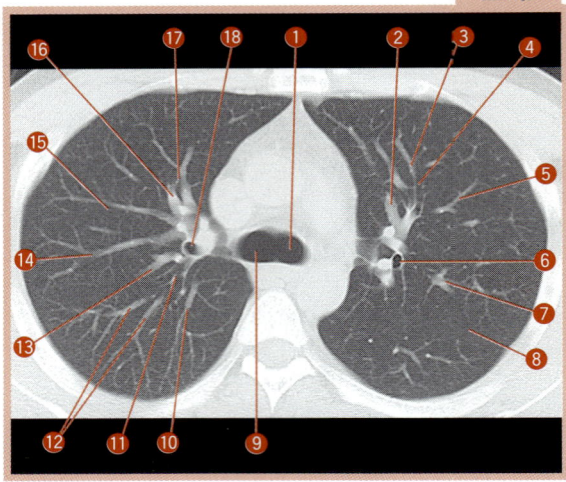

正常

1. 左主気管支 (left main bronchus)
2. V^3b
3. A^3b
4. B^3b
5. A^3a
6. B^{1+2}
7. $A^{1+2}c$
8. 大葉間裂 (major fissure)
9. 右主気管支 (right main bronchus)
10. V^2t
11. B^2a
12. A^2a
13. V^2b
14. A^2b
15. A^3a
16. A^3b
17. V^3b
18. B^1

病変

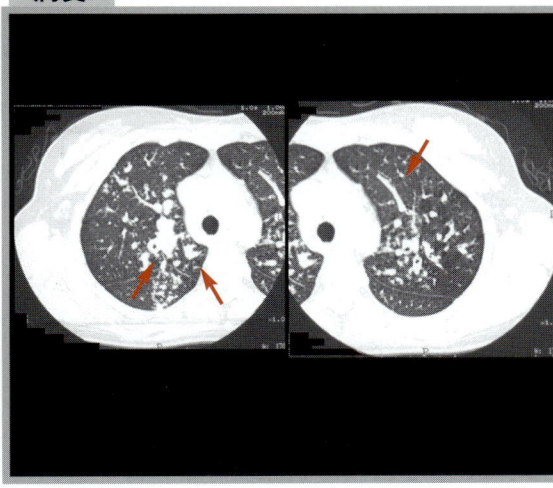

所見 CTでは両側上肺野，やや背側優位に粘液栓*で充満された気管支拡張症*がみられる（→）．外分泌腺の機能不全に伴う粘調性分泌物による導管閉塞と，粘液線毛クリアランス低下を本態とする常染色体劣性遺伝疾患で，東洋人では稀である．肺，腸管，肝胆道，膵の障害を生じる．胸部CTでは上肺野背側優位に気管支拡張症（主として円柱状），気管支壁肥厚，気腫性ブラを含む嚢胞性病変や気腫性変化，粘液栓，炎症性変化がみられる．

第4章 気管・気管支病変

02 びまん性汎細気管支炎
(diffuse panbronchiolitis：DPB)

正常

- ❶ B^7
- ❷ A^7
- ❸ V^{10}
- ❹ A^{10}
- ❺ B^{10}
- ❻ B^9
- ❼ A^9
- ❽ V^8
- ❾ B^8
- ❿ A^9
- ⓫ 大葉間裂（major fissure）

病変

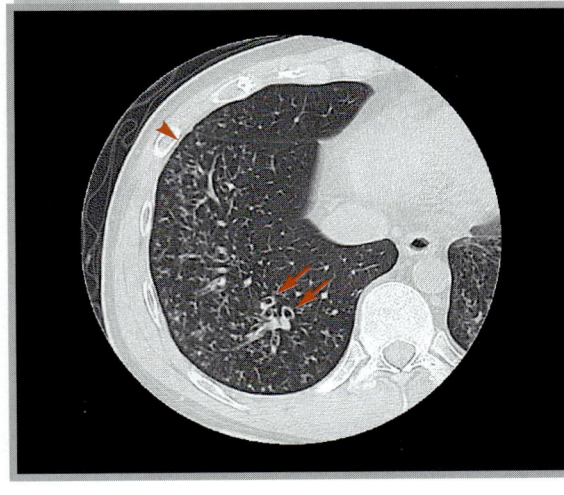

所見 高分解能CT（HRCT）では，両側肺底部優位の気管支拡張症*と（→），それに沿った多数の小粒状影がよくみえ，Y字型の分岐様陰影もみられる（▶）．

アジア人，特に日本人と韓国人がその大多数を占め，中年男性に多い．副鼻腔炎を合併する．

CT，特にHRCT所見は，小葉中心性の小結節，小葉中心性のV字型やY字型分岐状陰影またはTIB（tree in bud*）所見，気管支拡張症などである．Air-trapping*のため，肺は過膨張を示し，肺野末梢の透過性が亢進する．

第4章 ● 気管・気管支病変

第4章 気管・気管支病変

03 Williams-Campbell症候群 (Williams-Campbell syndrome)

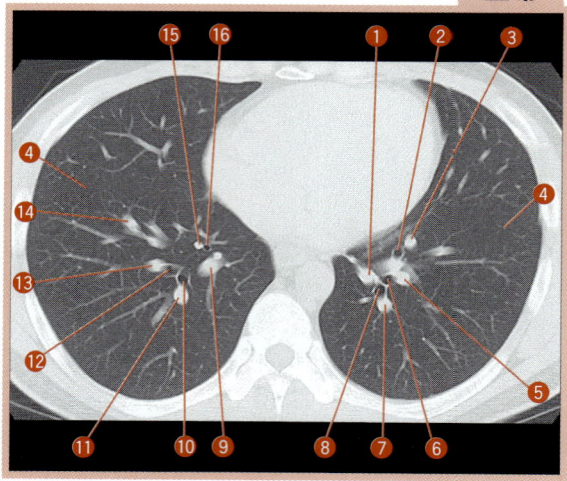

正常

- ❶ V^{10}
- ❷ B^8
- ❸ A^8
- ❹ 大葉間裂（major fissure）
- ❺ A^9
- ❻ B^9
- ❼ A^{10}
- ❽ B^{10}
- ❾ V^{10}
- ❿ B^{10}
- ⓫ A^{10}
- ⓬ B^9
- ⓭ A^9
- ⓮ A^8
- ⓯ A^7
- ⓰ B^7

病変

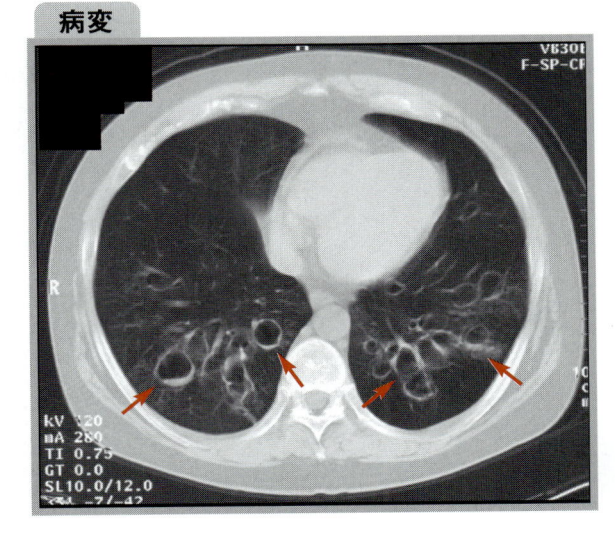

所見 CTで両側末梢性の嚢胞状気管支拡張症がみられる（→）．1960年にWilliams H.とCampbell P.により報告されたこの症候群は，気管支軟骨の先天性欠損により生じる嚢胞状気管支拡張症を主体とする疾患である．通常，区域気管支より末梢の気管支で生じる．CTでは第4次から6次分枝での嚢胞状気管支拡張症を生じる．呼気CTでは，気管支拡張症*の虚脱と末梢のair-trapping*がみられ，診断的である．

第4章　気管・気管支病変

04 Kartagener症候群
（Kartagener syndrome）

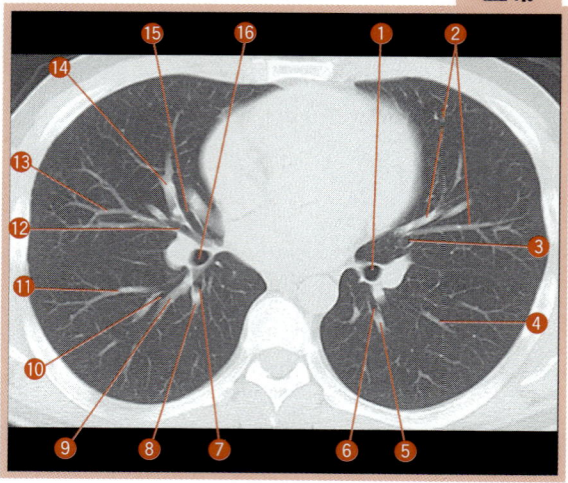

正常

1. 左下葉気管支 (left inferior lobe bronchus)
2. V^5
3. B^5b
4. A^6b
5. A^6c
6. B^6c
7. B^6c
8. A^6c
9. V^6
10. B^6b
11. A^6b
12. B^4
13. A^4
14. A^5
15. B^5
16. 右下葉気管支 (right inferior lobe bronchus)

188　正常画像と並べてわかる　胸部CT・MRI

病変

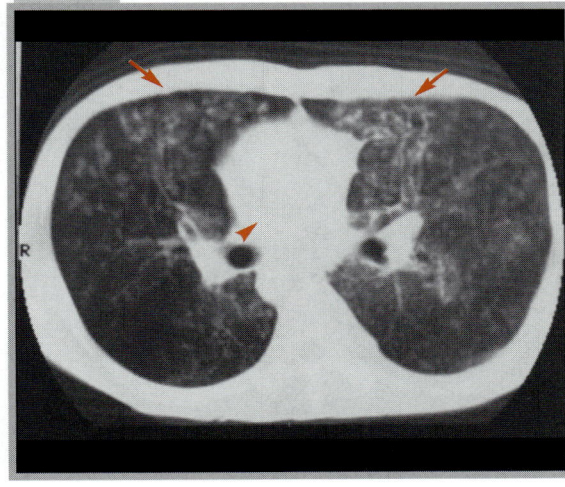

所見 35歳男性．以前より上気道炎や副鼻腔炎をくり返していた．右中葉，左舌区中心に気管支拡張症*と気管支炎がみられる（→）．右胸心もあり（▶），Kartagener症候群である．内臓逆位，気管支拡張症，慢性副鼻腔炎の三徴をKartagener症候群としていた．しかし内臓逆位を合併しない症例も多く，精子繊毛運動障害に起因とする不妊症も知られ，近年ではdyskinetic cilia症候群や原発性繊毛機能不全症（primary ciliary dyskinesia）と呼ばれている．

第4章 気管・気管支病変

05 アレルギー性気管支肺アスペルギルス症
(allergic bronchopulmonary aspergillosis:ABPA)

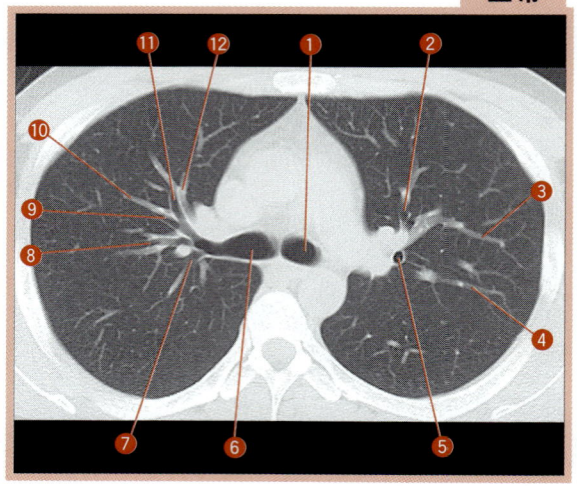

正常

1. 左主気管支 (left main bronchus)
2. B^3c
3. A^3a
4. $A^{1+2}c$
5. B^{1+2}
6. 右主気管支 (right main bronchus)
7. B^2a
8. B^2b
9. B^3a
10. A^3a
11. B^3b
12. A^3b

病変

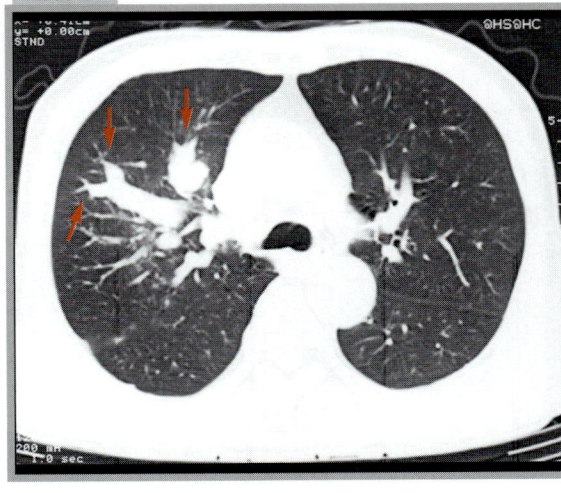

所見 典型的なCT所見として、区域や亜区域気管支の一部に、肺門から広がる管状分岐様構造物がみられ、"gloved finger"または"finger-in-glove"所見として知られる（→）. 拡張した気管支内の粘液栓*を示している.

ABPAでは気管支拡張症*がみられ、気道内にアスペルギルスが存在し、1）沈降抗体、2）遅延型、ときに即時型の皮膚反応、3）IgE産生、4）気管支壁と血中好酸球増多、の原因となる.

第4章 気管・気管支病変

06 肺癌肉腫の気管支内進展 (intrabrorchial extension of carcinosarcoma of the lung)

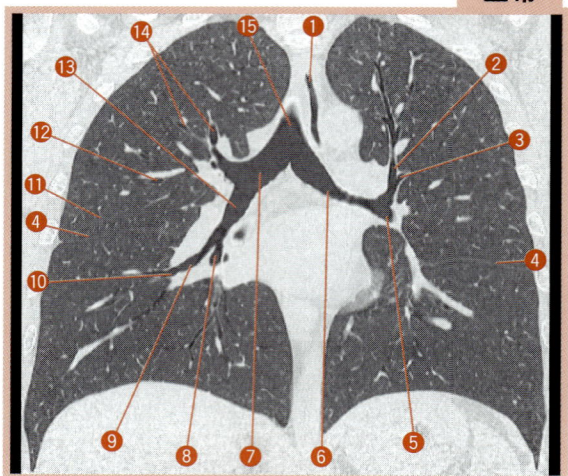

正常

1. 食道 (esophagus)
2. B^{1+2}
3. B^3
4. 大葉間裂 (major fissure)
5. 左下葉気管支 (left inferior lobe bronchus)
6. 左主気管支 (left main bronchus)
7. 右主気管支 (right main bronchus)
8. B^7
9. B^{8+9+10}
10. B^8
11. 小葉間裂 (minor fissure)
12. B^2
13. 中間気管支管 (right intermediate bronchus)
14. B^1
15. 気管 (trachea)

病変

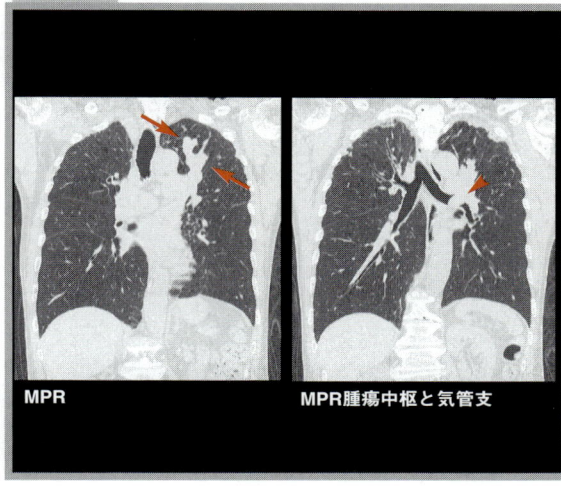

| MPR | MPR腫瘍中枢と気管支 |

所見 CTのMPR冠状断像では，左肺内から上方に進展する，やや不規則な冠状構造物がみられ（⟶），下方では，左主気管支内にも進展している（▶）．

肺癌肉腫や扁平上皮癌などでは，ときに気管支内進展がみられる．稀な肺癌肉腫の中枢型では，広範な気管支内進展やポリープ状の腫瘤が，特徴的所見となる．

第4章 気管・気管支病変

07 吸引（気道系）異物 (aspiration of foreign body)

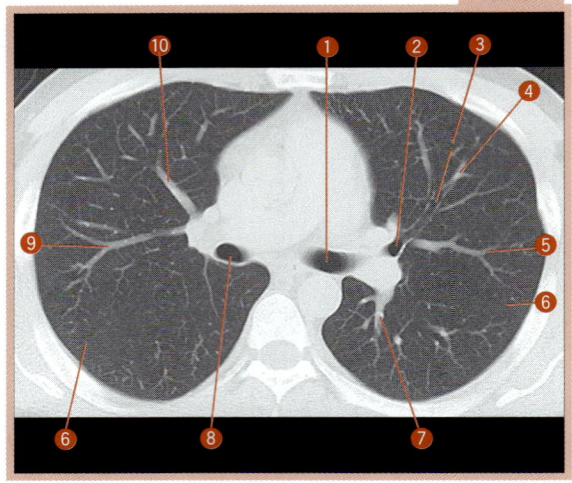

正常

1. 左主気管支 (left main bronchus)
2. B^{1+2}
3. B^3b
4. A^3b
5. V^2c
6. 大葉間裂 (major fissure)
7. A^6a
8. 中間気管支管 (right intermediate bronchus)
9. V^2c
10. V^3d

病変

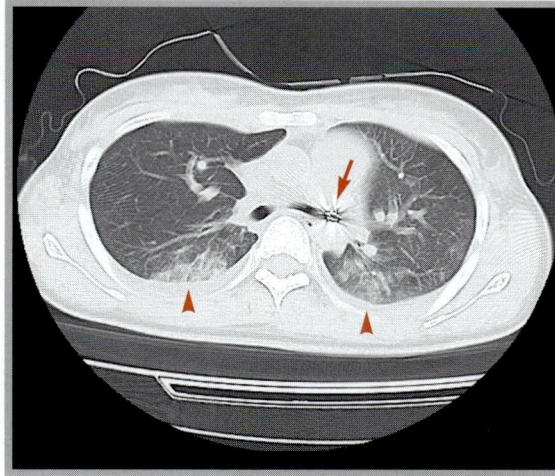

所見 肺野条件では左気管支の上葉支分岐部に義歯がみられ、金属アーティファクトを伴っている（→）。両側下葉には軽度肺炎もみられる（▶）。MPR冠状断像では、左主気管支と上葉支にまたがる義歯がよくみえる（…▶）。

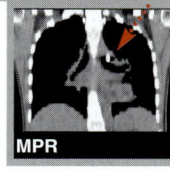

臨床症状を示さないこともあるが、多量喀血や、くり返す肺炎の一因となる。CTは正確な異物の性状や局在を示す。CTで異物自体を同定できないこともあるが、肺容量減少、肺透過性亢進（チェックバルブ機構発生時）、くり返す肺炎、気管支拡張症*などが、二次的所見として知られる。

第4章 ● 気管・気管支病変

第4章 気管・気管支病変

08 気管支腫瘍；脂肪腫 (bronchial neoplasms；lipoma)

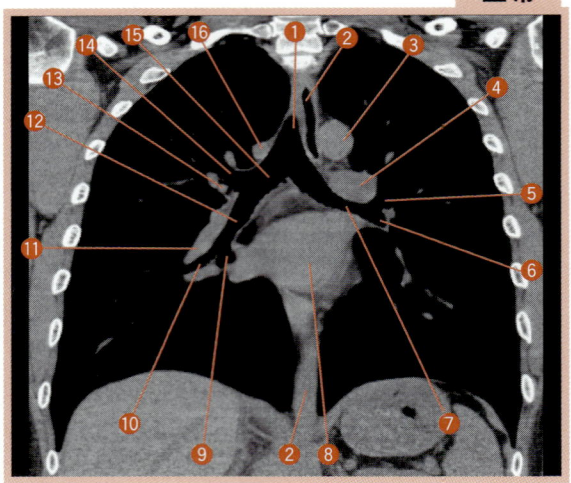

正常

1. 気管（trachea）
2. 食道（esophagus）
3. 大動脈弓（aortic arch）
4. 肺動脈幹（pulmonary trunk）
5. 左上葉気管支（left superior lobe bronchus）
6. 左下葉気管支（left inferior lobe bronchus）
7. 左主気管支（left main bronchus）
8. 左心房（left atrium）
9. B^7
10. B^{8+9+10}
11. 右葉間動脈（right interlobular artery）
12. 中間気管支管（right intermediate bronchus）
13. 右上肺静脈（right superior pulmonary vein）
14. 右上葉気管支（right superior lobe bronchus）
15. 右主気管支（right main bronchus）
16. 奇静脈弓（azygos arch）

病変

MPR冠状断像

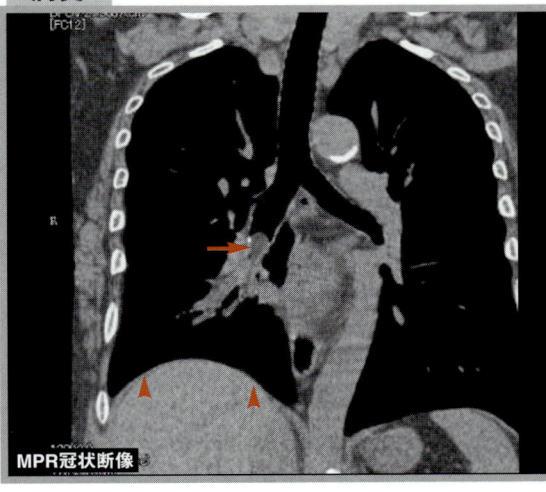

所見 CTのMPR冠状断像では，右主気管支内に，低吸収値を示す結節がみられる（→）．右肺容積は軽度減少し，右横隔膜が挙上している（▶）．

　気管支腫瘍が気管腫瘍より，約100倍多い．良性では過誤腫が多く，線維腫，平滑筋内腫，脂肪腫などがある．悪性ではカルチノイド腫瘍が多く，粘表皮癌，転移性腫瘍などもある．CTで，腫瘍が直接示されていることも多いが，ほかにair-trapping*，無気肺，肺炎，低酸素血管収縮などの二次所見も呈し得る．

第4章 気管・気管支病変

09 気管支腫瘍；カルチノイド腫瘍
(bronchial neoplasms；carcinoid tumor)

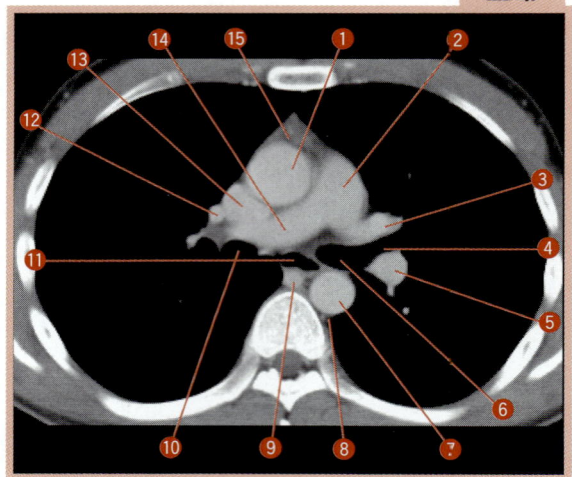

正常

- ❶ 上行大動脈（ascending aorta）
- ❷ 肺動脈幹（pulmonary trunk）
- ❸ 左上肺静脈（left superior pulmonary vein）
- ❹ 左上葉気管支（left superior lobe bronchus）
- ❺ 左葉間動脈（left interlobular artery）
- ❻ 左主気管支（left main bronchus）
- ❼ 下行大動脈（descending aorta）
- ❽ 半奇静脈（hemiazygos vein）
- ❾ 奇静脈（azygos vein）
- ❿ 右主気管支（right main bronchus）
- ⓫ 食道（esophagus）
- ⓬ 右上肺静脈（right superior pulmonary vein）
- ⓭ 上大静脈（superior vena cava）
- ⓮ 右肺動脈（right pulmonary artery）
- ⓯ 胸腺（thymus）

正常画像と並べてわかる　胸部CT・MRI

病変

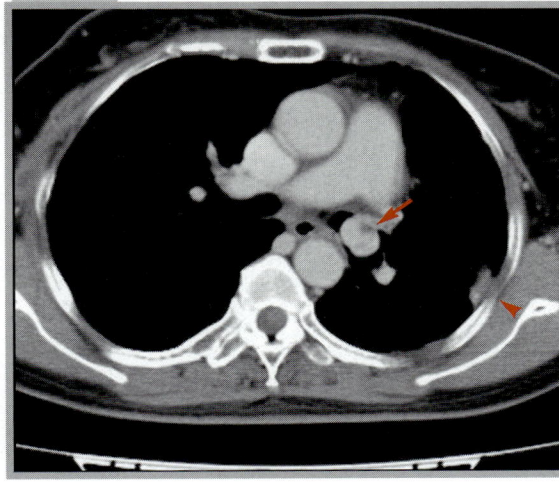

所見 CTで,左主気管支内に造影効果を有する結節がみられる(→).左肺容積は減少し,末梢には炎症性変化もみられる(▶).

肺の神経分泌細胞から発生する腫瘍で,典型的カルチノイド腫瘍(40～50歳),非典型的カルチノイド腫瘍(50～60歳),肺小細胞癌(60～70歳)に分類され,全体として50歳代に多い.典型的および非典型的カルチノイド腫瘍では気管支内の結節を示すが,10～20%では肺野末梢の結節や腫瘤となる.

第4章 気管・気管支病変

10 奇形気管気管支分岐*；気管気管支 (anomalous tracheobronchial branching ; tracheal bronchus)

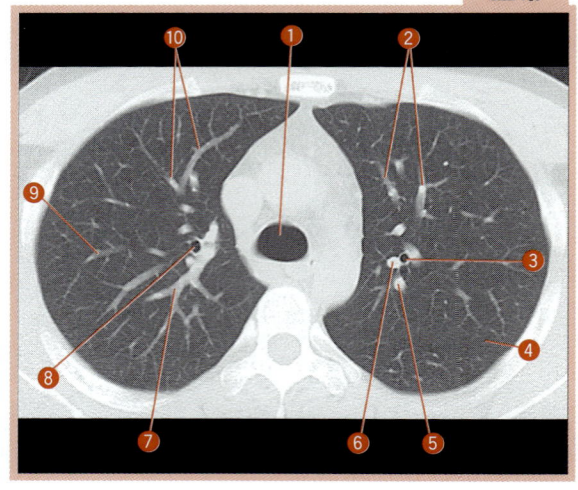

正常

1. 気管 (trachea)
2. A^2c
3. B^{1+2}
4. 大葉間裂 (major fissure)
5. $A^{1+2}c$
6. A^{1+2}
7. A^2a
8. B^1
9. A^2b
10. A^3b

病変

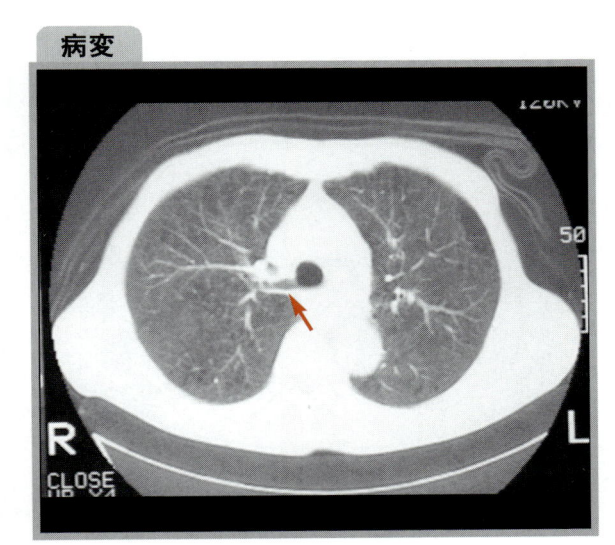

所見 CTでは気管右側から直接分岐する気管気管支がみられる（→）．気管気管支は，小児期のくり返す肺炎の原因となり得る．また，気管挿管時に，右上葉の無気肺を生じるので，注意がいる．

第4章 気管・気管支病変

11 奇形気管気管支分岐*；副心臓支 (anomalous tracheobronchial branching ; accessory cardiac bronchus)

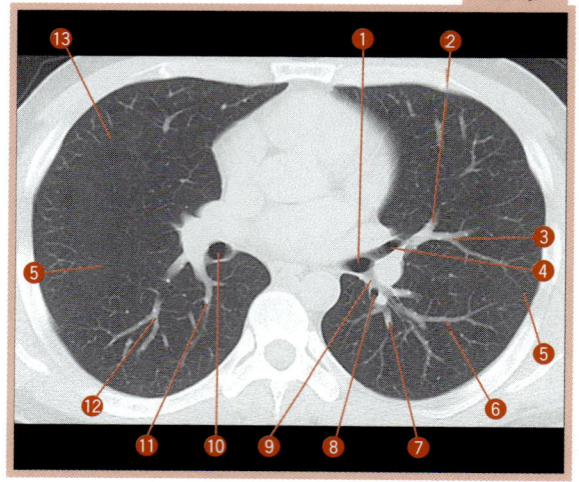

正常

1. 左下葉気管支
   (left inferior lobe bronchus)
2. A^4b
3. A^4a
4. 舌区気管支
   (lingular bronchus)
5. 大葉間裂（major fissure）
6. A^6b
7. A^6c
8. B^6a
9. B^6
10. 中間気管支管
    (right intermedate bronchus)
11. A^6c
12. A^6b
13. 小葉間裂（minor fissure）

病変

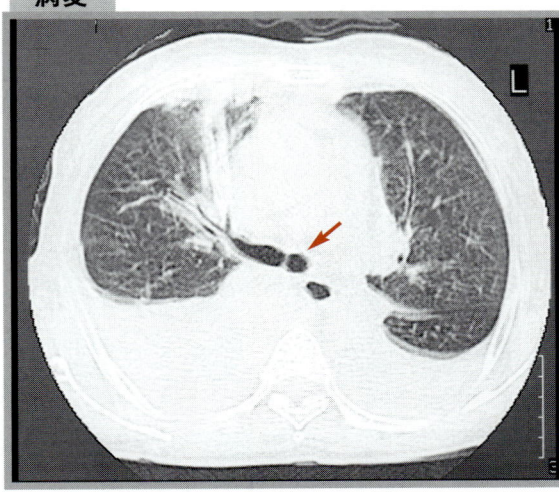

所見 副心臓支はCTでは右中管気管支の内側から連続してみられ，盲端で終わる（→）．くり返す喀血の原因となり得る．

第4章 気管・気管支病変

12 Swyer-James症候群 (Swyer-James syndrome：Macleod's syndrome, unilateral or lobar emphysema, unilateral hyperlucent lungと同義)

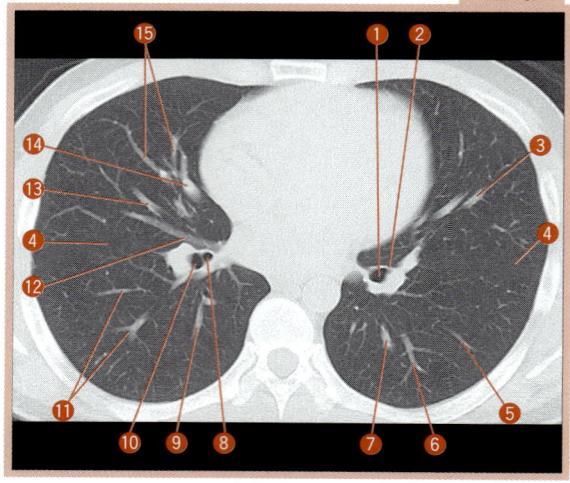

正常

❶ B^{9+10}
❷ B^8
❸ A^4b
❹ 大葉間裂（major fissure）
❺ A^6b
❻ V^6c
❼ A^6c
❽ B^7
❾ A^6c
❿ B^{8+9+10}
⓫ A^6b
⓬ V^4
⓭ A^4
⓮ V^5
⓯ A^5

病変

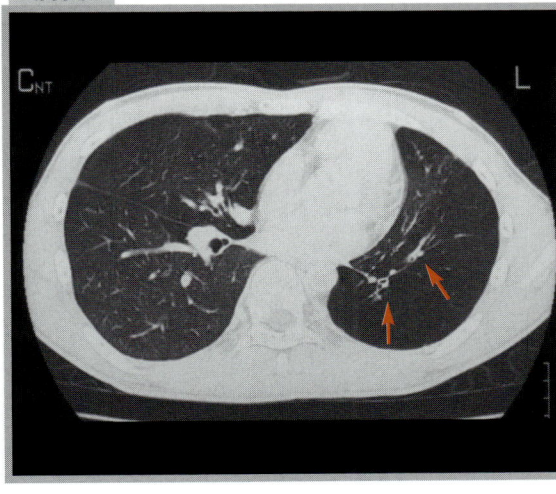

所見 胸部CTで，左肺容積は減少し，左肺野の透過性が亢進している．左肺の気管支血管束は狭小化し，数の減少もみられる（→）．新生児期や乳幼児期のくり返す急性ウイルス性細気管支炎が原因で，肺の正常な発育が障害される．CTでは気管支炎，気管支拡張症＊，慢性気管支炎，閉塞性細気管支炎を反映した所見がみられる．肺血管影も狭小化する．呼気CTではair-trapping＊がみられ，この疾患の必須の所見である．

第5章
肺血管病変

(櫛橋民生,大場啓一郎,藤澤英文)

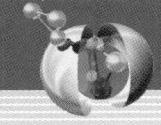

第5章 肺血管病変

01 肺動脈瘤；ベーチェット症候群：Hughes-Stovin症候群を含む
(Aneurysm of pulmonary artery ; Behçet syndrome including Hughes-Stovin syndrome)

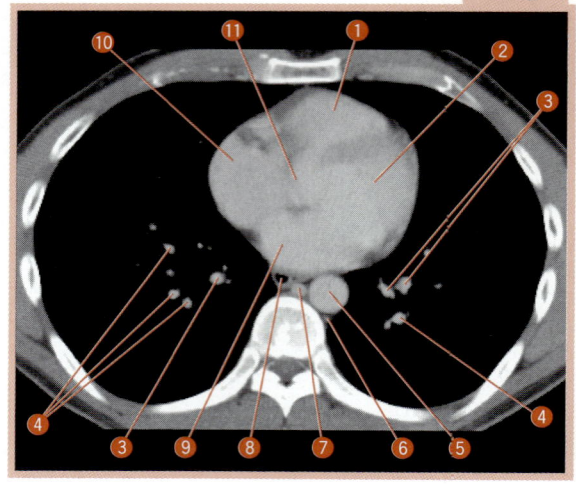

正常

❶ 右心室 (right ventricle)
❷ 左心室 (left ventricle)
❸ 肺静脈 (pulmonary vein)
❹ 肺動脈 (pulmonary artery)
❺ 下行大動脈 (descending aorta)
❻ 半奇静脈 (hemiazygos vein)
❼ 奇静脈 (azygos vein)
❽ 食道 (esophagus)
❾ 左心房 (left atrium)
❿ 右心房 (right atrium)
⓫ 上行大動脈 (ascending aorta)

病変

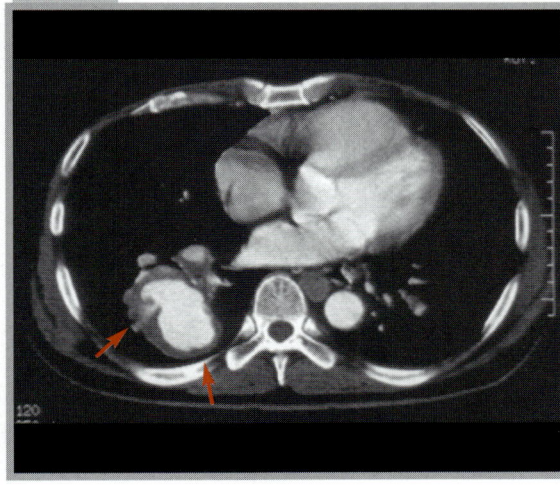

所見 60歳男性．胸部造影CTで，右下葉に動脈瘤がみられる（→）．他のスキャンでは両側多発性に肺動脈瘤がみられる．肺動脈主幹や葉動脈の動脈瘤は稀で，画像で認め得る症例はさらに少ない．種々の原因があるが，免疫性としてのBehçet病＊（Hughes-Stovin症候群を含む）が画像で認め得る動脈瘤の原因として知られている．AVM同様造影CTが必要で，うかつに生検すると多量出血を生じ，死に至る．

第5章 肺血管病変

02 肺動脈奇形；肺動静脈瘻 (pulmonary arterial malformation；pulmonary arteriovenous fistula)

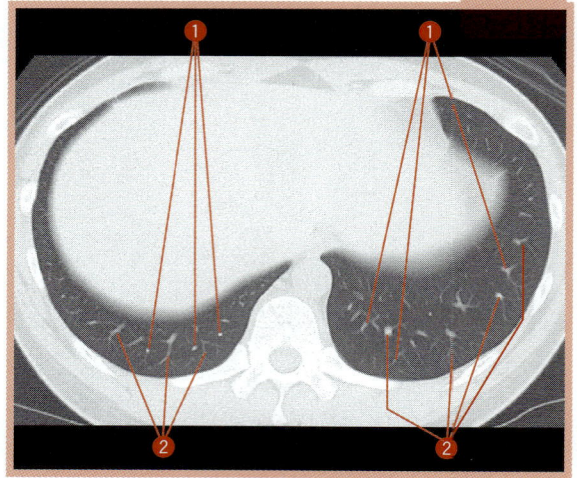

正常

❶ 肺動脈 (pulmonary artery)
❷ 肺静脈 (pulmonary vein)

病変

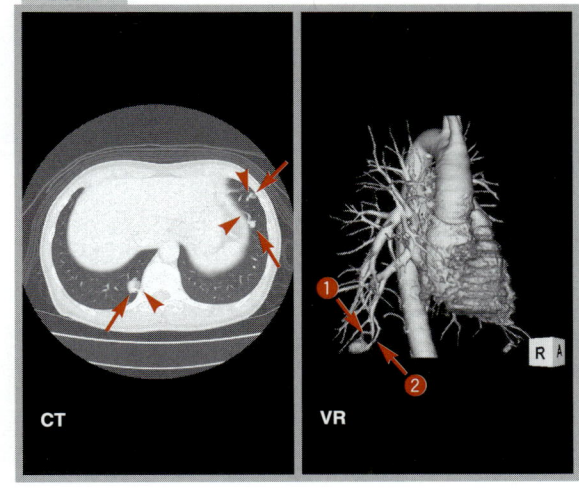

所見 造影CTの肺野条件では両側肺底部に辺縁整な結節がみられ（→），結節に連続する流入動脈または流出静脈が示唆される（▶）．

Volume rendering（VR）による肺血管像では，1本の流入動脈（矢印❶）と1本の流出静脈（矢印❷）が認められ，単純型肺動脈奇形である．

肺動脈奇形は肺動静脈間の異常な交通で，両者の間には毛細血管のネットワークは存在しない．1本の流入動脈と流出静脈からなるものを単純型，2本以上を複合型と呼ぶ．約60％は，遺伝性末梢血管拡張症（hereditary hemorrhagic telangiectasia；Rendu-Osleru-Weber症候群）の患者であり，多発性となる．

CT，特に造影CT（ダイナミックCTも含む）が診断的であるが，血栓化すると造影効果がないので，注意がいる．現在は，マルチスライスCTでの3D-CTも有用で，小さな病変の検出やIVRによる塞栓術前の評価に役立つ．

第5章 肺血管病変

03 肺高血圧症 (pulmonary hypertension)

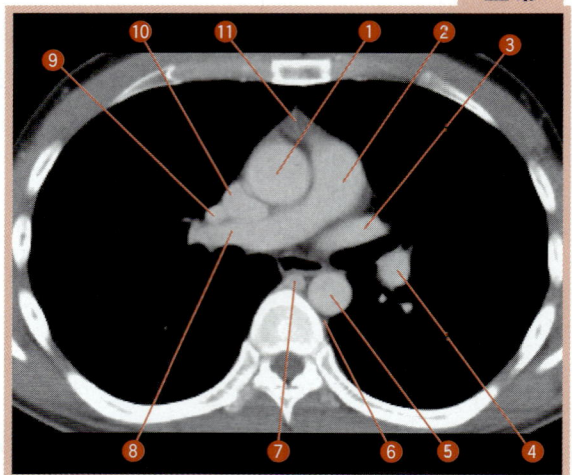

正常

1. 上行大動脈 (ascending aorta)
2. 肺動脈幹 (pulmonary trunk)
3. 左上肺静脈 (left superior pulmonary vein)
4. 左葉間動脈 (left interlobular artery)
5. 下行大動脈 (descending aorta)
6. 半奇静脈 (hemiazygos vein)
7. 奇静脈 (azygos vein)
8. 右肺動脈 (right pulmonary artery)
9. 右上肺静脈 (right superior pulmonary vein)
10. 上大静脈 (superior vena cava)
11. 胸腺 (thymus)

病変

CT

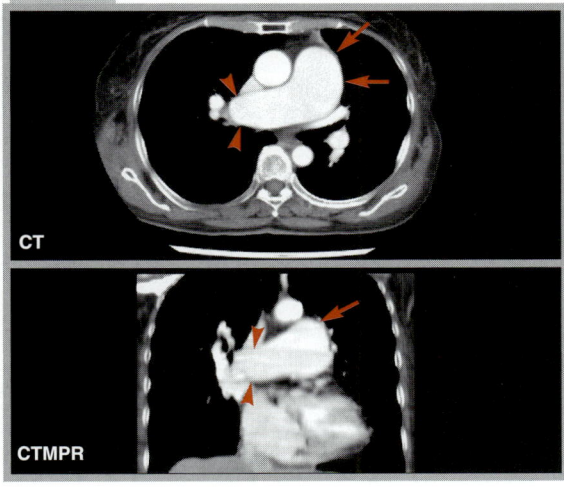

CTMPR

所見 肺高血圧症のCTでは，肺動脈主幹の直径が29mm以上になっており（→），上行大動脈径より明らかに大である．右肺動脈径も16mm以上となっている（▶）．他にも種々の所見が知られ，"mosaic perfusion*"のため，肺野のCT値は不均一となる．

肺動脈本幹の圧が30 mmHg以上が定義であり，種々の原因で生じる．心，肺，肝疾患に続発することが多く，原発性肺高血圧症は少ない．

第5章 肺血管病変

04 肺血栓塞栓症 (pulmonary thromboembolism)

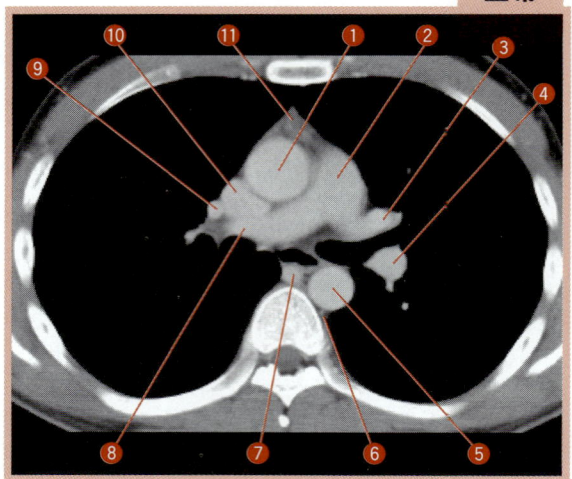

正常

❶ 上行大動脈 (ascending aorta)
❷ 肺動脈幹 (pulmonary trunk)
❸ 左上肺静脈 (left superior pulmonary vein)
❹ 左葉間動脈 (left interlobular artery)
❺ 下行大動脈 (descending aorta)
❻ 半奇静脈 (hemiazygos vein)
❼ 奇静脈 (azygos vein)
❽ 右肺動脈 (right pulmonary artery)
❾ 右上肺静脈 (right superior pulmonary vein)
❿ 上大静脈 (superior vena cava)
⓫ 胸腺 (thymus)

病変

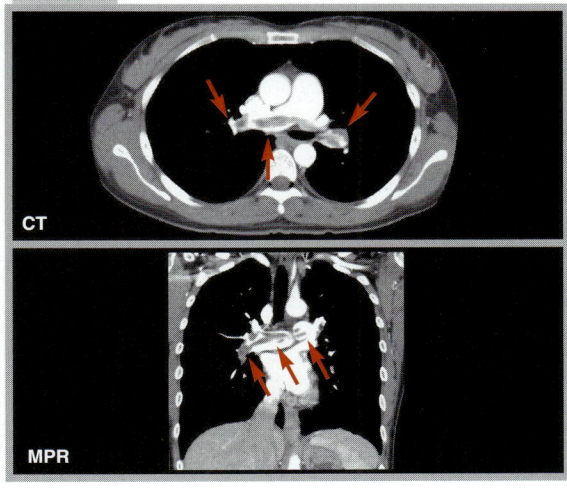

所見 37歳女性の術後胸部造影CTで，左右肺動脈末梢優位に肺血栓塞栓症*がみられる（→）．

考えられている以上に多い疾患で，確定診断には肺動脈が良好に造影されるCTが必要である．通常は胸部造影CTに引き続き，骨盤下肢静脈が良好に造影される静脈相のCTが施行され，深部静脈血栓の評価を行う．

原因のほとんどは，骨盤下肢の深部静脈血栓症で，危険因子としては静脈血栓炎，術後を含む長期臥床，不動，静脈不全，骨折，心筋梗塞，悪性腫瘍などがある．

第5章 肺血管病変

05 肺血管内腫瘍塞栓 (pulmonary intravascular tumor emboli)

正常

1. B^{9+10}
2. B^8
3. A^4b
4. 大葉間裂 (major fissure)
5. A^6b
6. V^6c
7. A^6c
8. B^7
9. A^6c
10. B^{8+9+10}
11. A^6b
12. B^4b
13. V^5
14. B^5
15. V^4

病変

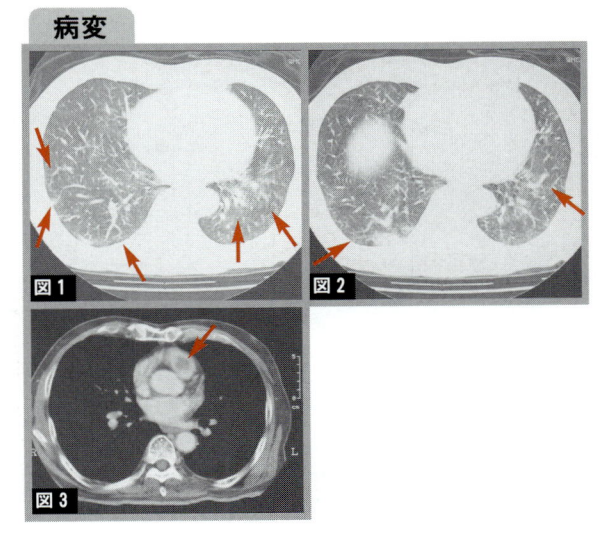

図1

図2

図3

所見 食道癌による肺血管内腫瘍塞栓のCTでは両側性に末梢肺動脈の結節状と数珠玉状の所見の肥厚がみられる（図1、2→）。癌性リンパ管症にも類似するが、"polygonal arcades"と呼ばれる小葉間隔壁の多発性肥厚はほとんどみられない。左房内に腫瘍血栓がみられる（図3→）。

悪性腫瘍細胞が肺動脈末梢に塞栓症を生じる頻度は低いと考えられていた。しかし、悪性腫瘍患者全体での剖検上の頻度は2〜3%といわれている。

第5章 肺血管病変

06 原発性肺動脈肉腫；平滑筋肉腫 (primary pulmonary artery sarcoma ; leiomyosarcoma)

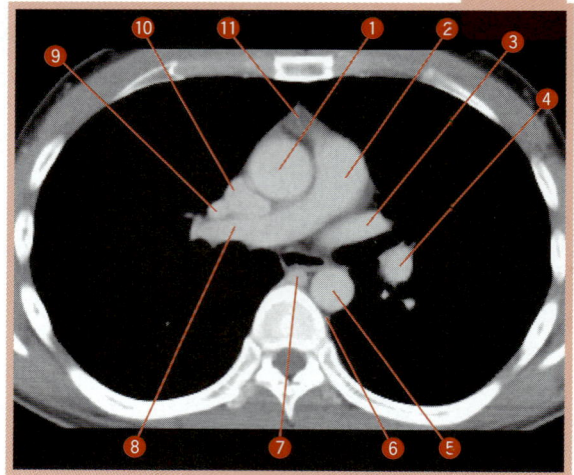

正常

1. 上行大動脈 (ascending aorta)
2. 肺動脈幹 (pulmonary trunk)
3. 左上肺静脈 (left superior pulmonary vein)
4. 左葉間動脈 (left interlobular artery)
5. 下行大動脈 (descending aorta)
6. 半奇静脈 (hemiazygos vein)
7. 奇静脈 (azygos vein)
8. 右肺動脈 (right pulmonary artery)
9. 右上肺静脈 (right superior pulmonary vein)
10. 上大静脈 (superior vena cava)
11. 胸腺 (thymus)

218　正常画像と並べてわかる　胸部CT・MRI

病変

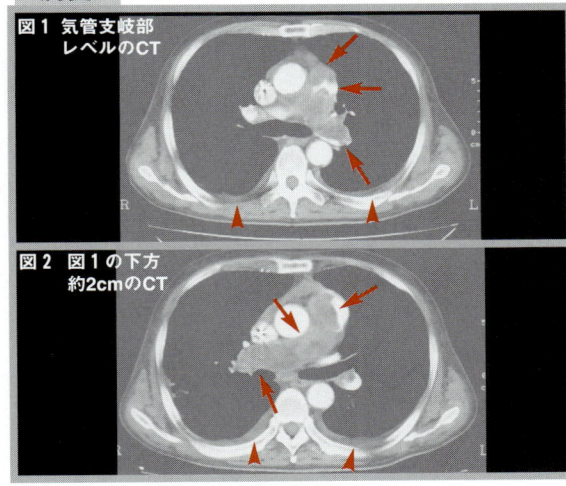

図1 気管支岐部レベルのCT

図2 図1の下方約2cmのCT

所見 70歳男性の原発性肺動脈平滑筋肉腫の造影CTでは，肺動脈本幹から左右の肺動脈に及ぶ，filling defectがみられる（→）．両側胸水も伴っている（▶）．症状，CT所見とも肺動脈血栓塞栓症に類似する．造影効果がみられ，肺動脈近位部優位に病変が存在する傾向があり，血栓溶解療法に反応しないことが鑑別点となる．

非常に稀な疾患で，約20%が平滑筋肉腫である．他には分類不能肉腫，線維肉腫，横紋筋肉腫などが知られる．20〜80歳の報告があるが，50歳以後でやや女性に多い．

第6章
縦隔病変

(竹山信之，藤澤英文，櫛橋民生)

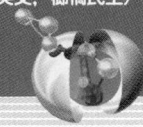

第6章 縦隔病変

01 縦隔血腫* (mediastinal hematoma)
(交通外傷・腕頭動脈損傷による縦隔血腫)

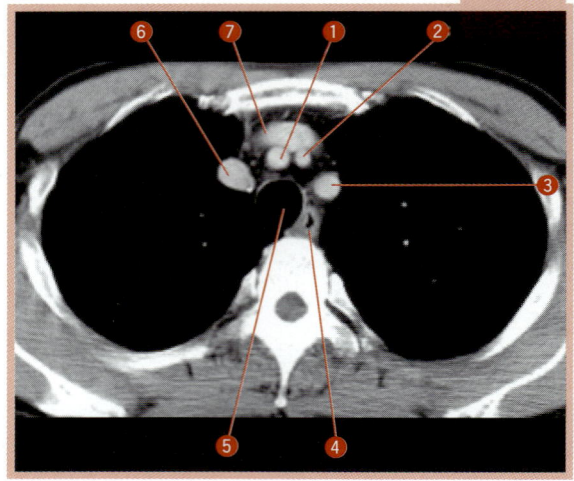

正常

1. 腕頭動脈 (brachiocephalic artery)
2. 左総頸動脈 (left common carotid artery)
3. 左鎖骨下動脈 (left subclavian artery)
4. 食道 (esophagus)
5. 気管 (trachea)
6. 右腕頭静脈 (right brachiocephalic vein)
7. 左腕頭静脈 (left brachiocephalic vein)

病変

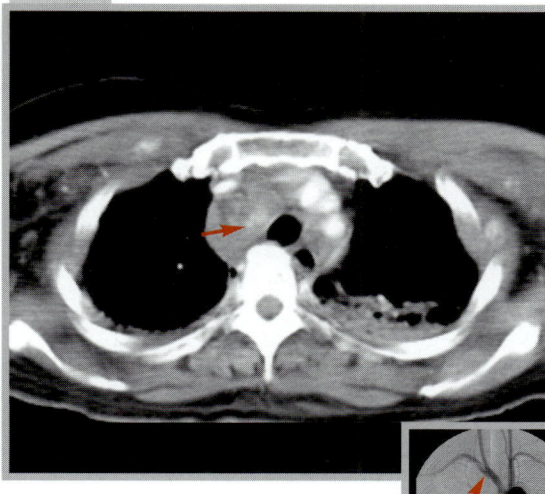

所見 32歳男性．上縦隔の動脈周囲には血腫と思われる軟部組織がみられる．腕頭動脈レベルに淡い造影効果（→）があり，造影剤の血管外漏出が疑われる．続いて施行された血管造影では，腕頭動脈から右鎖骨下動脈起始部に解離（▶）が認められ，外傷による動脈損傷と診断される．一般的に外傷性大動脈損傷は，左鎖骨下動脈分岐部付近の大動脈峡部に高頻度に生じ，衝突による剪断力が原因とされる．

第6章 縦隔病変

02 縦隔膿瘍（mediastinal abscess）
（降下性壊死性縦隔炎）

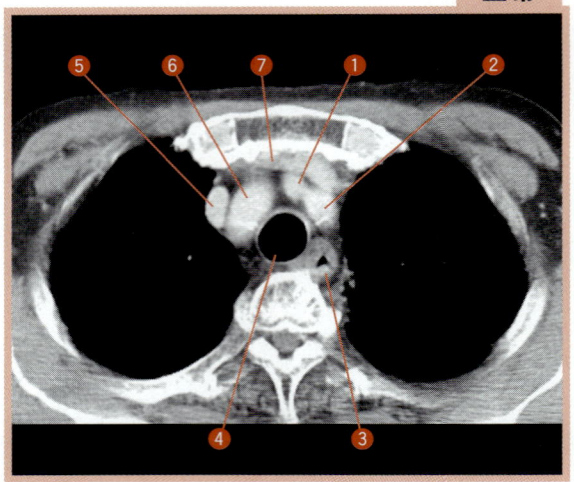

正常

1. 左総頸動脈（left common carotid artery）
2. 左鎖骨下動脈（left subclavian artery）
3. 食道（esophagus）
4. 気管（trachea）
5. 右腕頭静脈（right brachiocephalic vein）
6. 腕頭動脈（brachiocephalic artery）
7. 左腕頭静脈（left brachiocephalic vein）

病変

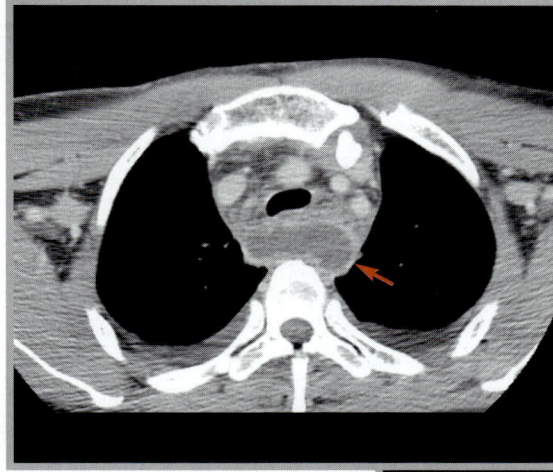

所見

22歳男性．扁桃膿瘍にて治療後，頸部腫脹と発熱が出現した．気管背側に内部不均一な低吸収域（→）を認め，辺縁に被膜様の造影効果がみられる．縦隔脂肪織の濃度上昇も認める．縦隔膿瘍および縦隔炎*の所見である．縦隔炎の原因には，術後感染，食道穿孔，骨髄炎，頭頸部感染（降下性壊死性縦隔炎）がある．同症例の頸部CTでは，咽頭後間隙に膿瘍（▶）を認め，頸部から縦隔へ降下したものと考えられる．

頸部CT

第6章 ● 縦隔病変

第6章 縦隔病変

03 縦隔気腫 (mediastinal emphysema)

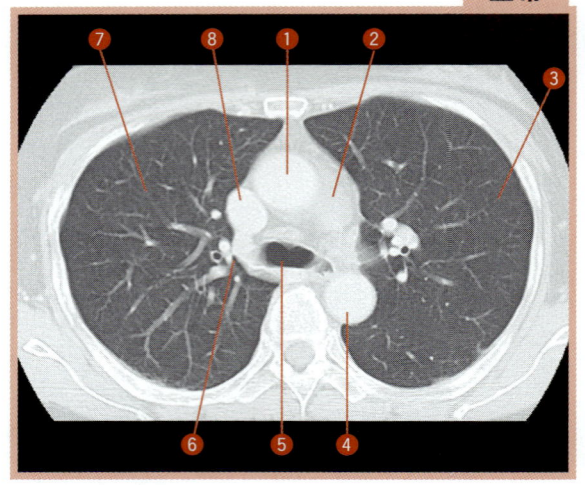

正常

1. 上行大動脈 (ascending aorta)
2. 肺動脈幹 (pulmonary trunk)
3. 左肺上葉 (left pulmonary upper lobe)
4. 下行大動脈 (descending aorta)
5. 気管 (trachea)
6. 奇静脈弓 (azygos vein arch)
7. 右肺上葉 (right pulmonary upper lobe)
8. 上大静脈 (superior vena cava)

病変

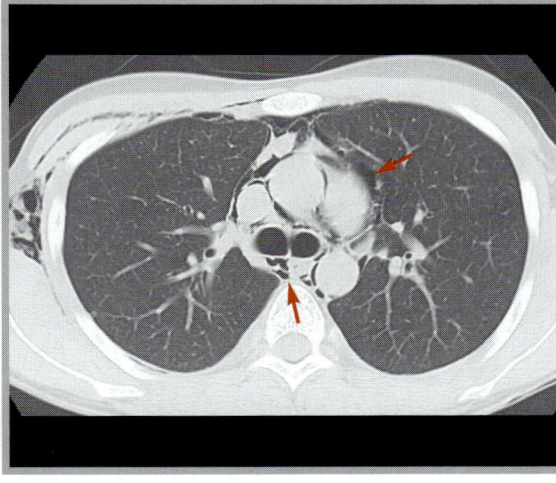

所見 28歳男性．交通外傷にて前胸部を打撲．縦隔内にair（→）があり，縦隔気腫*の所見である．右前胸部・側胸部にもairがあり，皮下気腫を合併している．縦隔気腫は，急激な肺胞圧上昇に伴って肺胞が破裂し，空気が血管周囲間隙や胸膜下を通り肺門から縦隔に到着すると考えられている．胸痛・胸部不快感・呼吸困難などの症状がある．原因には，食道・気管の破裂，咳嗽，陽圧呼吸，努責，気管支喘息，間質性肺炎，神経原性食思不振症（間質が脆弱化している疾患）などが知られている．

第6章 縦隔病変

04 線維性縦隔炎 (fibrous mediastinitis)

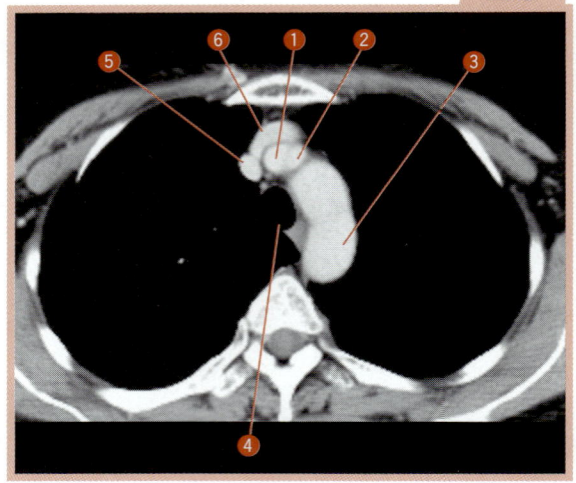

正常

1. 腕頭動脈 (brachiocephalic artery)
2. 左総頸動脈 (left common carotid artery)
3. 大動脈弓 (aortic arch)
4. 気管 (trachea)
5. 右腕頭静脈 (right brachiocephalic vein)
6. 左腕頭静脈 (left brachiocephalic vein)

病変

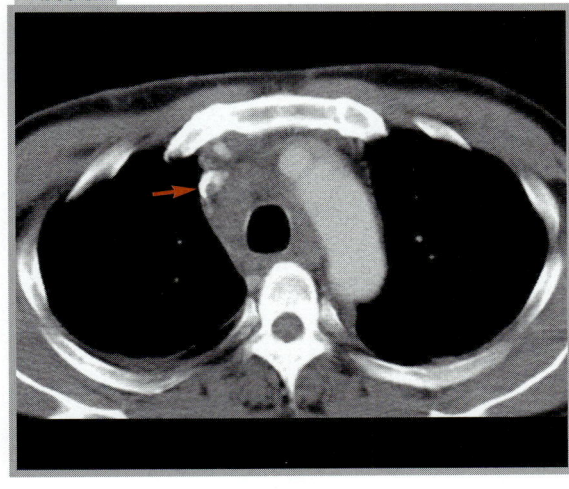

所見 47歳男性．腕頭動静脈周囲・気管周囲には，造影効果の弱い軟部組織が認められる．上大静脈は狭小化している（→）．線維性縦隔炎は，特発性・薬剤性・肉芽腫感染（ヒストプラズマや結核菌）に起因する．限局性とびまん性の分布があり，限局性では内部に石灰化を伴うことが多い．炎症は縦隔臓器へ及び，上大静脈・食道・肺動脈・胸管の閉塞や気管支狭窄をきたすこともある．

第6章 縦隔病変

05 結核性リンパ節炎 (tuberculous lymphadenitis)

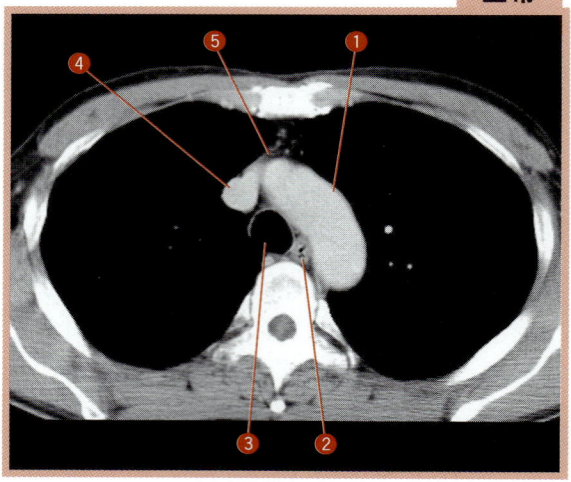

正常

❶ 大動脈弓 (aortic arch)
❷ 食道 (esophagus)
❸ 気管 (trachea)
❹ 上大静脈 (superior vena cava)
❺ 左腕頭静脈 (left brachiocephalic vein)

病変

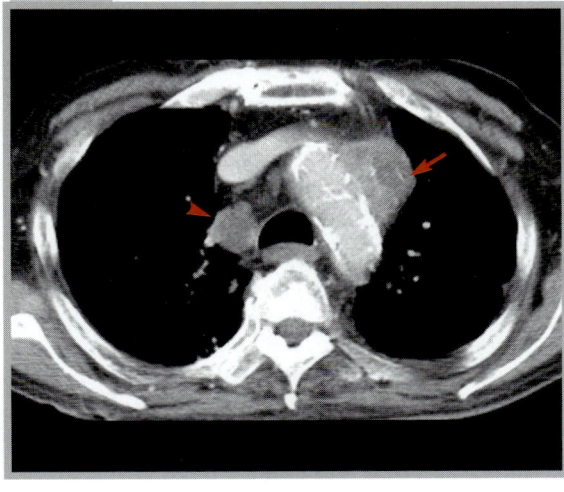

所見 74歳男性．長期透析の既往がある．前縦隔には不均一な造影効果を示す腫瘤があり，内部に点状の石灰化が認められる（→）．CT下生検により，リンパ節内部に乾酪壊死を伴う類上皮肉芽腫が証明され，PCRでも確認された．右傍気管リンパ節（▶）も腫大し，辺縁に軽度の造影効果を示す．結核性リンパ節炎の画像所見は，肉芽腫内の乾酪壊死・液化壊死・線維化の程度によりさまざまであり，造影効果の程度や内部吸収値が変化する．

第6章 縦隔病変

06 非ホジキンリンパ腫 (non-Hodgkin lymphoma)
(原発性縦隔大細胞型B細胞リンパ腫)

正常

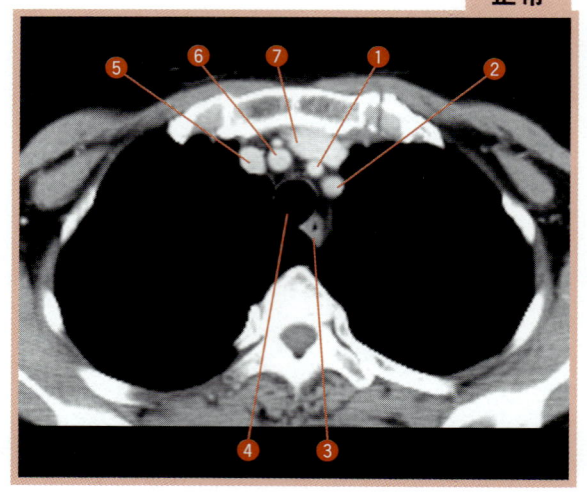

1. 左総頸動脈 (left common carotid artery)
2. 左鎖骨下動脈 (left subclavian artery)
3. 食道 (esophagus)
4. 気管 (trachea)
5. 右腕頭静脈 (right brachiocephalic vein)
6. 腕頭動脈 (brachiocephalic artery)
7. 左腕頭静脈 (left brachiocephalic vein)

病変

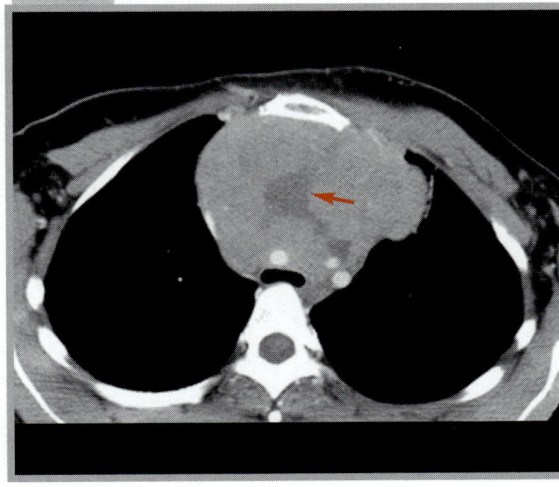

所見 72歳女性．前縦隔に辺縁分葉状の充実性腫瘍*を認める．腫瘍内に壊死や変性による低吸収域がみられる（→）．気管や動脈は背側に圧排されている．CT下生検で大細胞型B細胞悪性リンパ腫と診断された．CTでは内部に壊死によると考えられる低吸収域が認められることがあり，特徴の1つと考えられる．典型的には縦隔にbulky mass（巨大腫瘤）を形成するが，肺・胸膜・胸壁・心膜への局所浸潤を示す場合もある．

第6章 ● 縦隔病変

第6章 縦隔病変

07 胚細胞性腫瘍悪性（germ cell tumor malignant）（セミノーマ）

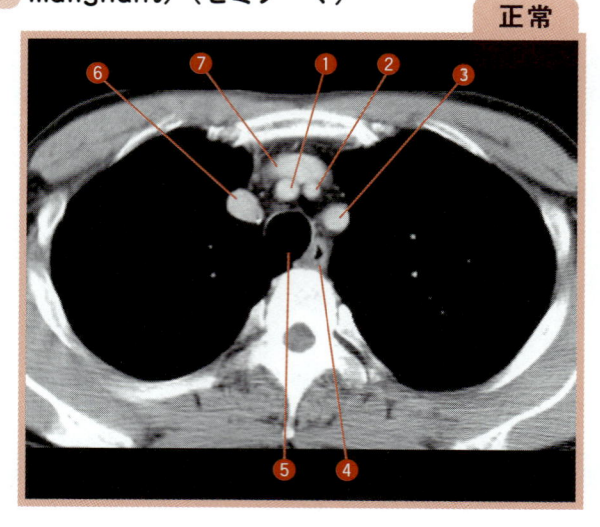

正常

1. 腕頭動脈（brachiocephalic artery）
2. 左総頸動脈（left common carotid artery）
3. 左鎖骨下動脈（left subclavian artery）
4. 食道（esophagus）
5. 気管（trachea）
6. 右腕頭静脈（right brachiocephalic vein）
7. 左腕頭静脈（left brachiocephalic vein）

病変

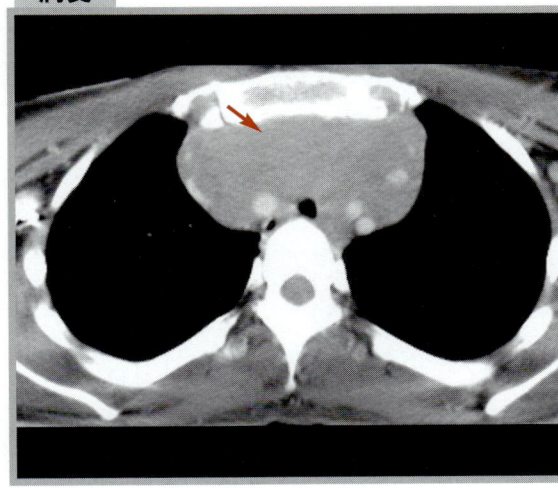

所見 28歳男性．上縦隔に均一な造影効果を示す腫瘤を認める（→）．腫瘍内部に腕頭動脈・左総頸動脈・左鎖骨下動脈・左右の腕頭静脈が貫通している．若年男性で内部均一な縦隔腫瘤の鑑別には，精細胞腫をまず考えるが，悪性リンパ腫との鑑別は困難である．非精細胞腫胚細胞腫瘍は進行が早い巨大腫瘤で，内部出血壊死により内部不均一な造影効果を示す．周囲組織への浸潤傾向が強く血管浸潤を認めることも多い．hCG，AFPなどの腫瘍マーカーが高頻度に上昇する．

第6章 ● 縦隔病変

第6章 縦隔病変

08 胚細胞性腫瘍良性（germ cell tumor benign）（成熟嚢胞性奇形腫）

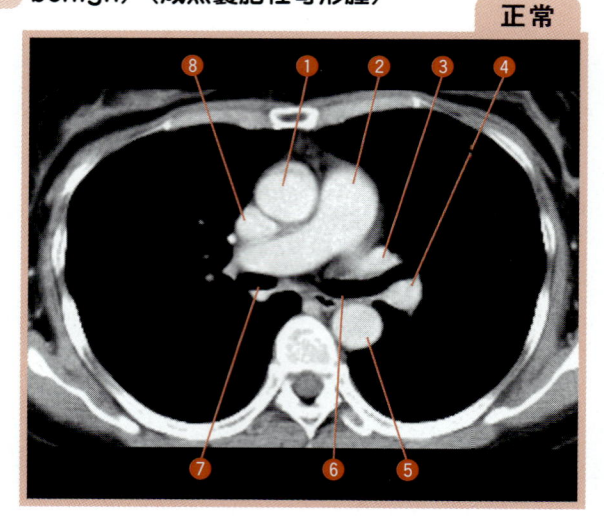

正常

1. 上行大動脈（ascending aorta）
2. 肺動脈幹（pulmonary trunk）
3. 左上肺静脈（left superior pulmonary vein）
4. 左下肺動脈（left inferior pulmonary artery）
5. 下行大動脈（descending aorta）
6. 左主気管支（left main bronchus）
7. 右主気管支（right main bronchus）
8. 上大静脈（superior vena cava）

病変

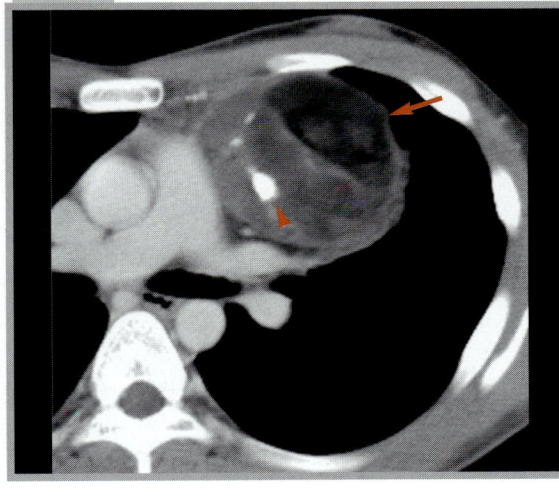

所見 16歳男性．前縦隔に内部不均一な腫瘤を認める．脂肪成分（→）と粗大な石灰化（▶）を認める．辺縁には被膜様の厚い軟部組織を認め，炎症に伴う線維・肉芽腫性変化が示唆される．成熟嚢胞性奇形腫は縦隔胚細胞性腫瘍の75％を占め，胸腺近傍の前縦隔に多い．嚢胞・脂肪・石灰化・軟部組織の成分から構成されるが，画像上すべて描出されるのは約40％とされる．自然融解・化学的炎症により，周囲組織（肺・胸腔・心嚢・気管支）への穿破することがある．

第6章 縦隔病変

09 胸腺嚢胞 (thymic cyst)

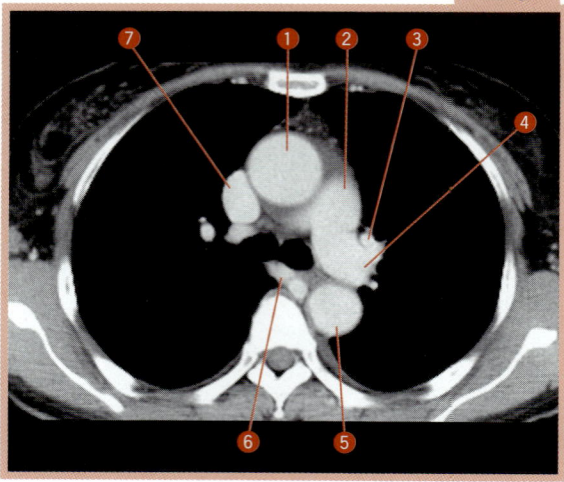

正常

1. 上行大動脈 (ascending aorta)
2. 肺動脈幹 (pulmonary trunk)
3. 左上肺静脈 (left superior pulmonary vein)
4. 左肺動脈 (left pulmonary artery)
5. 下行大動脈 (descending aorta)
6. 奇静脈 (azygos vein)
7. 上大静脈 (superior vena cava)

病変

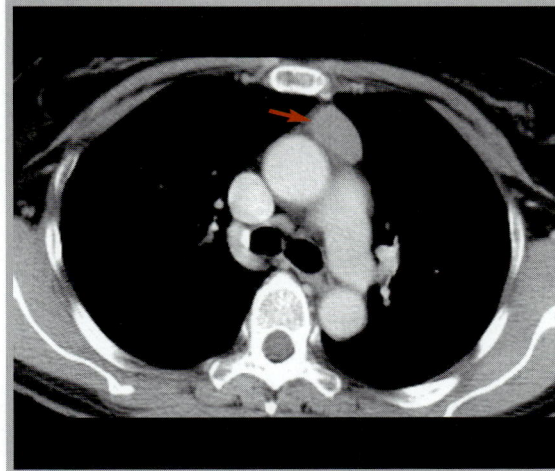

所見 54歳女性．前縦隔に境界明瞭で内部均一な低濃度を示す楕円形腫瘤（→）を認める．胸腺囊胞は胸腺咽頭管の遺残組織から発生する先天的病変で，頸部下部から縦隔上部のいずれの部位にも発生する．

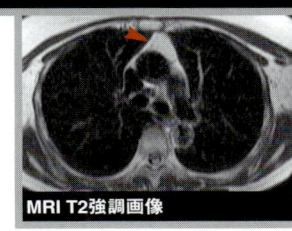

病理学的には，囊胞周辺の組織に胸腺組織を含むことから診断される．CTでは充実性腫瘤との鑑別が困難な場合があり，MRIが内部性状の評価に有効である．T2強調画像では漿液性成分を反映して高信号（▶）を示す．

MRI T2強調画像

第6章 ● 縦隔病変

第6章 縦隔病変

10 心膜嚢胞 (pericardial cyst)

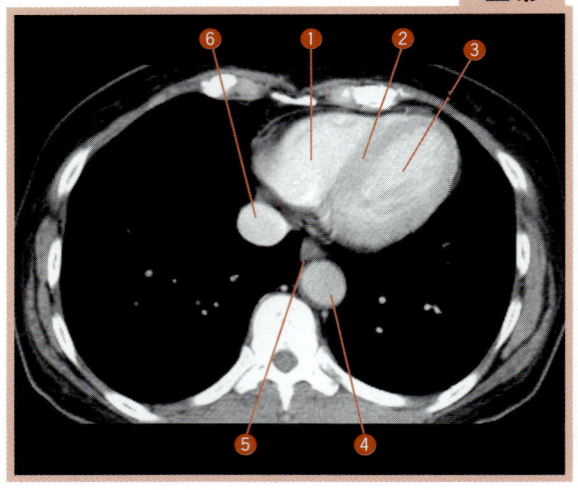

正常

1. 右心室 (right ventricle)
2. 心室中隔 (interventricular septum)
3. 左心室 (left ventricle)
4. 下行大動脈 (descending aorta)
5. 食道 (esophagus)
6. 下大静脈 (inferior vena cava)

病変

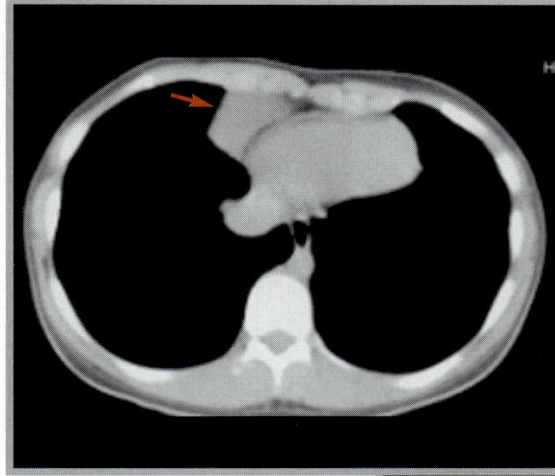

所見 24歳女性．心尖部レベルの右心横隔膜角部には，単純CTにて均一な濃度を示す軟部腫瘤（→）がある．心膜嚢胞は，心膜の発生過程で形成される先天性の薄壁性の嚢胞で，前縦隔の右心横隔膜角に好発する．心嚢との交通は認められない．嚢胞壁は1層の内皮細胞で覆われており，内容液は漿液性でT1WI低信号・T2WI高信号を示す（▶）．

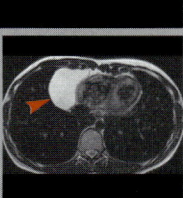

MRI T2W1画像

第6章 ● 縦隔病変

第6章 縦隔病変

11 気管支原性嚢胞 (bronchogenic cyst)

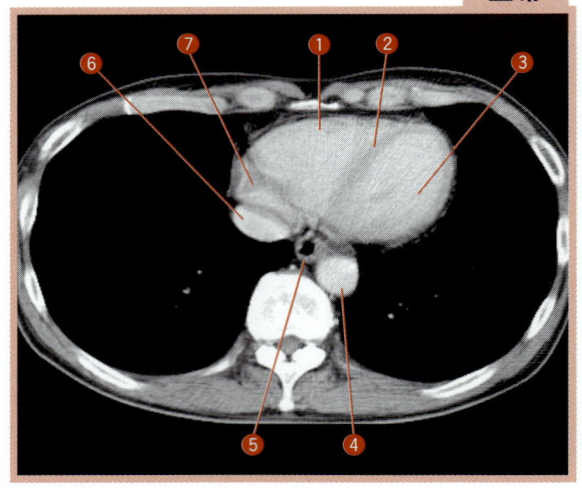

正常

1. 右心室 (right ventricle)
2. 心室中隔 (interventricular septum)
3. 左心室 (left ventricle)
4. 下行大動脈 (descending aorta)
5. 食道 (esophagus)
6. 下大静脈 (inferior vena cava)
7. 右心房 (right atrium)

病変

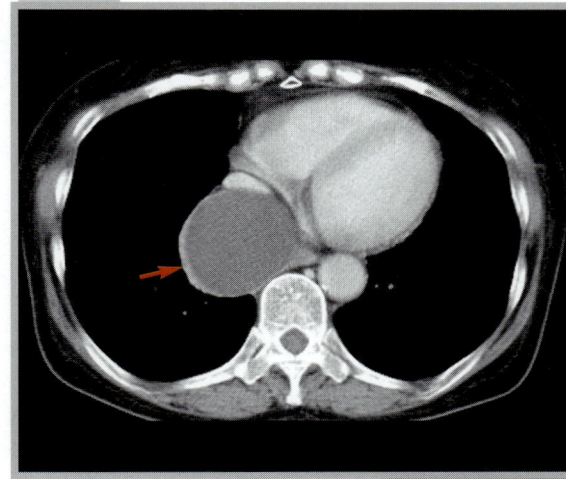

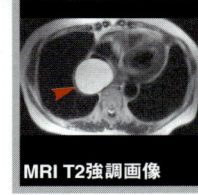

所見 61歳女性．中縦隔の奇静脈陥凹部には，内部均一な低吸収を示す単房性嚢胞性腫瘤（→）を認める．MRI T2強調像にて均一な高信号（▶）を示し，漿液性の液体が示唆される．気管支原性嚢胞は気管支系の先天異常の一種で，気管・気管支・肺の発生過程で前腸から異常な肺芽が発生するためと類推されている．縦隔のどの部位にも発生するが，右気管傍，気管分岐部に好発する．

MRI T2強調画像

第6章 ● 縦隔病変

第6章 縦隔病変

12 非浸潤性胸腺腫 (non-invasive thymoma)
(正岡分類TypeⅠ・病理WHO分類type AB)

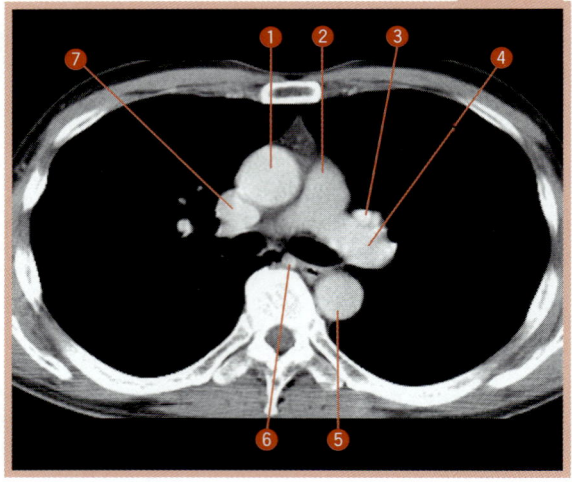

正常

- ❶ 上行大動脈 (ascending aorta)
- ❷ 肺動脈幹 (pulmonary trunk)
- ❸ 左上肺静脈 (left superior pulmonary vein)
- ❹ 左肺動脈 (left pulmonary artery)
- ❺ 下行大動脈 (descending aorta)
- ❻ 奇静脈 (azygos vein)
- ❼ 上大静脈 (superior vena cava)

病変

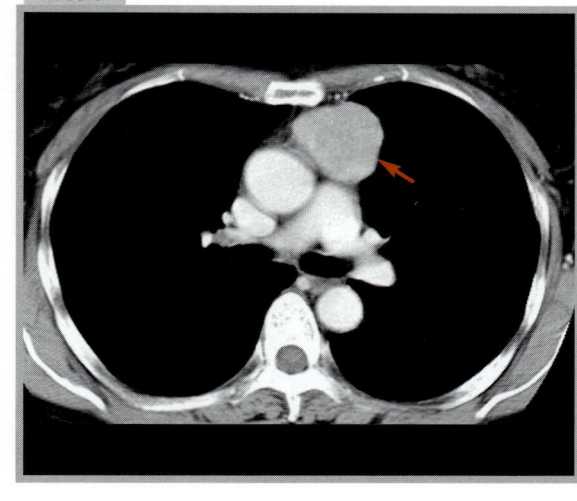

所見 40歳女性．前縦隔に辺縁平滑な類円形の充実性腫瘤（→）が認められる．造影効果はほぼ均一で，内部に石灰化は認めない．上行大動脈や肺動脈幹と間の縦隔脂肪織濃度は保たれており，大血管への浸潤は認めない．胸腺上皮性腫瘤の病理は，上皮細胞の形態によってtype A・Bに分類され，異型性とリンパ球の多寡によりtype BはB1-3に分類される．予後・再発との関係からType A・AB・B1はlow risk とされている．

第6章 縦隔病変

13 浸潤性胸腺腫 (invasive thymoma)
(正岡分類TypeⅢ, 病理WHO分類type B2)

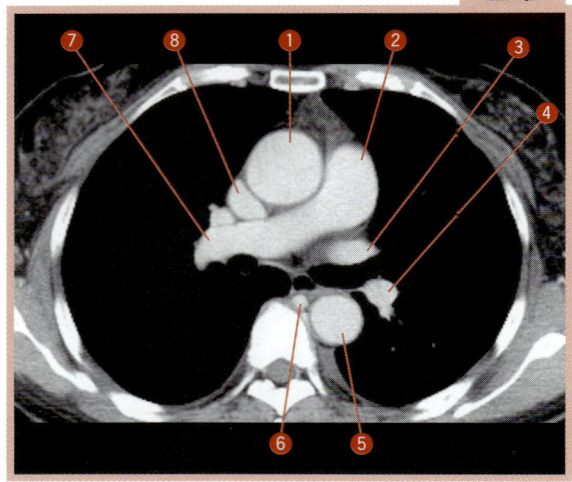

正常

1. 上行大動脈 (ascending aorta)
2. 肺動脈幹 (pulmonary trunk)
3. 左上肺静脈 (left superior pulmonary vein)
4. 左下肺動脈 (left inferior pulmonary artery)
5. 下行大動脈 (descending aorta)
6. 奇静脈 (azygos vein)
7. 右肺動脈 (right pulmonary artery)
8. 上大静脈 (superior vena cava)

病変

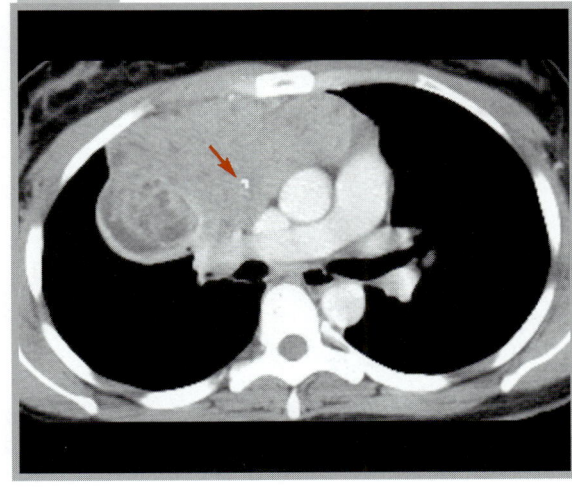

所見 29歳女性．眼瞼下垂がある．前縦隔に辺縁分葉状の充実性腫瘤があり，内部に点状の石灰化を認める（→）．腫瘤右側は不均一な造影効果を示し，壊死変性が考えられる．上行大動脈・上大静脈・右肺動脈との間の脂肪織が不明瞭で，大血管・縦隔脂肪織への浸潤が示唆される．胸腺腫の画像所見（形状・輪郭，石灰化，造影効果）とWHO分類との間にはある程度の相関がある．WHO分類のType ABからB1・B2・B3にかけて，扁平・辺縁不整，石灰化，不均一な造影効果を示す．

第6章 縦隔病変

14 胸腺癌 (thymic cancer)

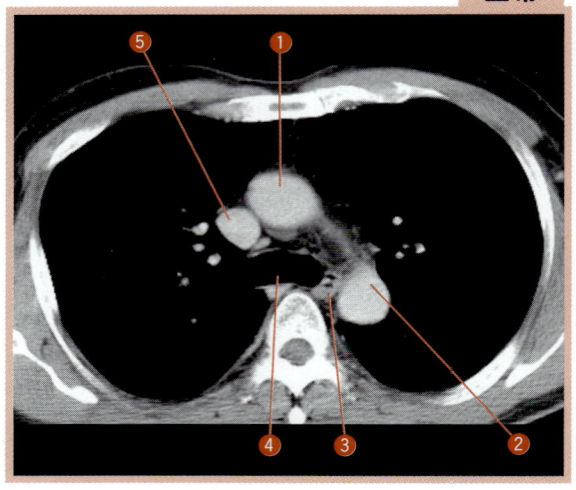

正常

1. 上行大動脈 (ascending aorta)
2. 下行大動脈 (descending aorta)
3. 食道 (esophagus)
4. 気管支 (bronchus)
5. 上大静脈 (superior vena cava)

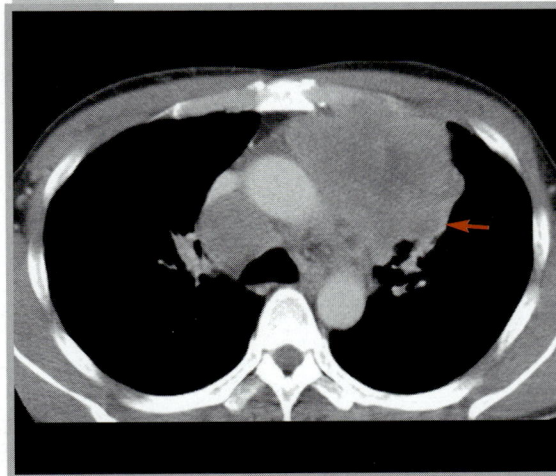

病変

所見 47歳男性．前縦隔には，辺縁分葉状の充実性腫瘤（→）が認められる．上行大動脈や上大静脈との間の縦隔脂肪織は消失し，縦隔脂肪織浸潤・血管浸潤が示唆される．右気管傍リンパ節・右肺門リンパ節の腫大があり，リンパ節転移である．胸腺癌はWHO分類でType Cに相当し，組織学的には非角化性の扁平上皮癌が多い．MRI T2強調画像（▶）は，内部不均一な信号であり低信号部分は膠原線維を反映している．

MRI T2強調画像

疾患の分類 / CT / 腫瘍 / 炎症・感染症 / びまん性疾患 / 血管病変 / 気道系病変 / 外傷 / 塵肺症 / 免疫活性変化 / その他

第6章 ● 縦隔病変

第6章 縦隔病変

15 神経原性腫瘍 (neurogenic tumor)
(良性；神経鞘腫)

正常

❶ 右心室 (right ventricle)
❷ 心室中隔 (interventricular septum)
❸ 左心室 (left ventricle)
❹ 下行大動脈 (descending aorta)
❺ 左心房 (left atrium)
❻ 食道 (esophagus)
❼ 右心房 (right atrium)

病変

MRI T2強調画像

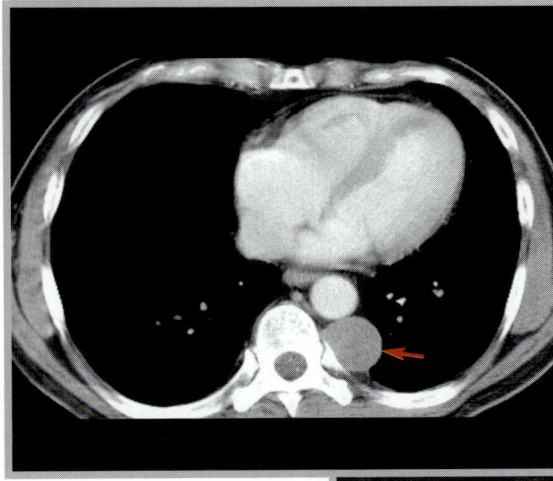

所見 42歳男性．胸椎左側に境界明瞭な類円形の腫瘤（→）が認められる．内部は均一で，筋肉とほぼ同等な等吸収を示す．MRI T2強調画像では内部ほぼ均一な高信号（→）である．神経原性腫瘍は後縦隔腫瘤のなかで最多（90%）で，傍脊椎領域に多く認められる．椎間孔付近に発生した場合は，脊柱管内へ進展しダンベル状の形態を示す場合もある．

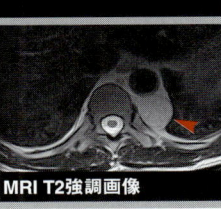

第6章 ● 縦隔病変

第6章 縦隔病変

16 神経原性腫瘍（neurogenic tumor）（悪性；神経芽腫）

正常

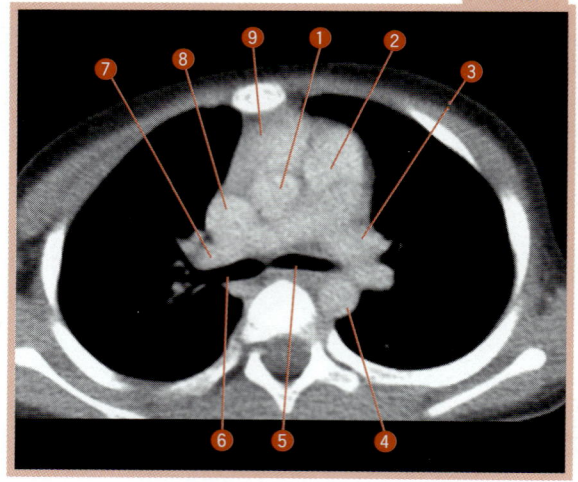

1. 上行大動脈（ascending aorta）
2. 肺動脈幹（pulmonary trunk）
3. 左肺動脈（left pulmonary artery）
4. 下行大動脈（descending aorta）
5. 左主気管支（left main bronchus）
6. 右主気管支（right main bronchus）
7. 右肺動脈（right pulmonary artery）
8. 上大静脈（superior vena cava）
9. 胸腺（thymus）

病変

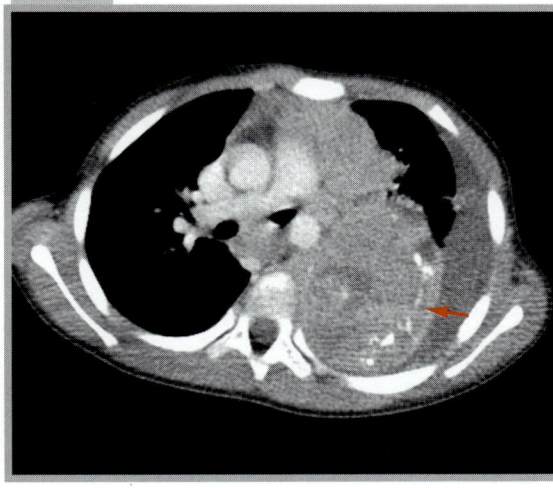

所見 2歳女児．後縦隔には充実性腫瘤（→）が認められ，下行大動脈は頭側へ圧排され，左気管支近傍に偏位している．腫瘤辺縁には石灰化が認められる．内部は不均一な造影効果を示し，壊死変性が示唆される．気管分岐部周囲・前縦隔への進展もある．神経芽腫は交感神経節由来の腫瘤で，副腎が発生部位として最多であるが，後縦隔にも好発する．頻度は神経芽腫のうち15％で，2歳以下の発症が多い．尿中のVMA・HVAなどが増加する．予後は，腹部発生例よりも縦隔発生例の方が良好とされる．

第7章
胸膜・胸壁・横隔膜病変

(片岡大輔……………01〜11)
(門倉光隆……………12〜20)

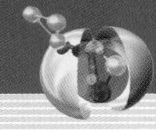

第7章 胸膜・胸壁・横隔膜病変

01 癌性胸膜炎 (pleuritis carcinomatosis)

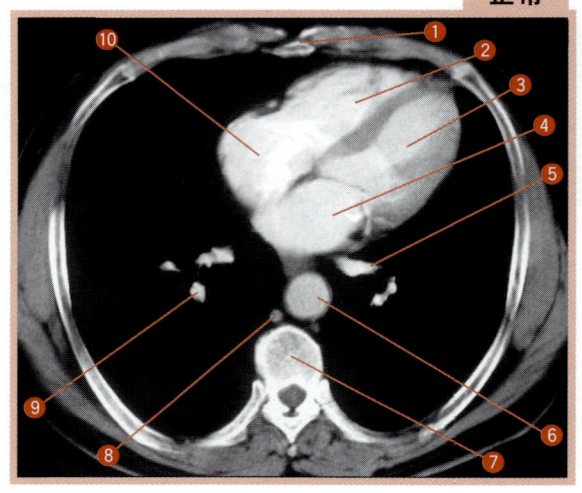

正常

1. 胸骨 (sternum)
2. 右心室 (right ventricle)
3. 左心室 (left ventricle)
4. 上行大動脈 (ascending aorta)
5. 左肺動脈 (left pulmonary artery)
6. 下行大動脈 (descending aorta)
7. 胸椎 (thoracic vertebra)
8. 奇静脈 (azygos vein)
9. 右肺動脈 (right pulmonary artery)
10. 右心房 (right atrium)

病変

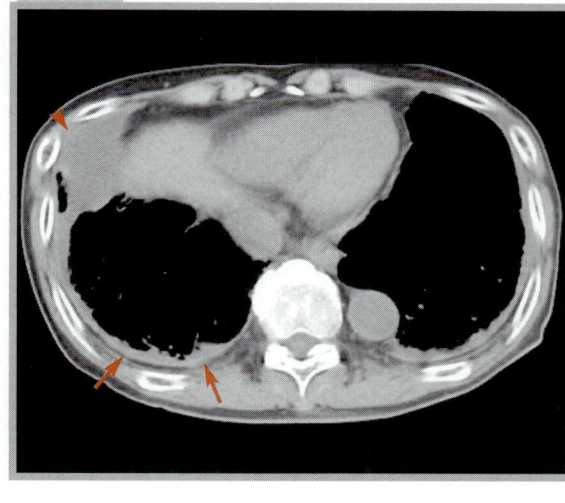

所見 74歳男性．右胸水の貯留が認められた．胸腔穿刺によって悪性胸水が確認され癌性胸膜炎＊と診断された．CTでは胸膜が全周性に肥厚し（→），一部胸壁への浸潤も疑われる（▶）．

第7章 ● 胸膜・胸壁・横隔膜病変

第7章　胸膜・胸壁・横隔膜病変

02 自然気胸 （spontaneous pneumothorax）

正常

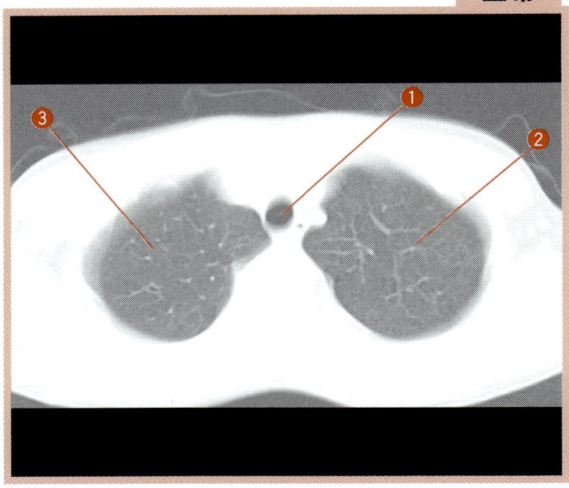

❶ 気管 （trachea）
❷ 左肺 （left lung）
❸ 右肺 （right lung）

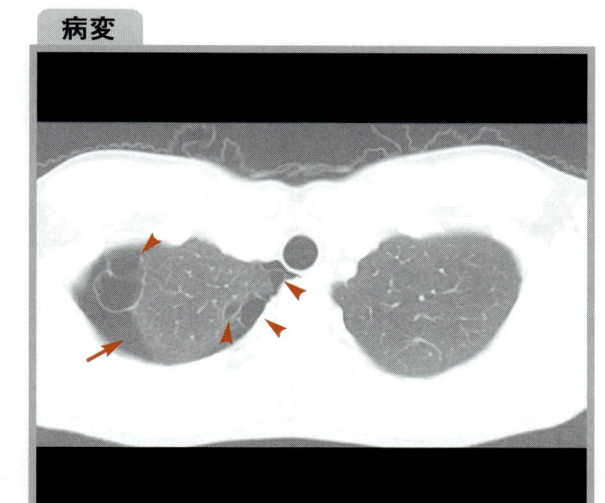

病変

所見 20歳男性．臓側胸膜と壁側胸膜の間にair space が認められる（→）．肺尖部に多発するブラを認める（▶）．肺尖部の微小な病変の局在を確認するためには，肺尖部は5mmスライスのthin section撮影が有用である．

第7章 胸膜・胸壁・横隔膜病変

03 血胸 (hemothorax)

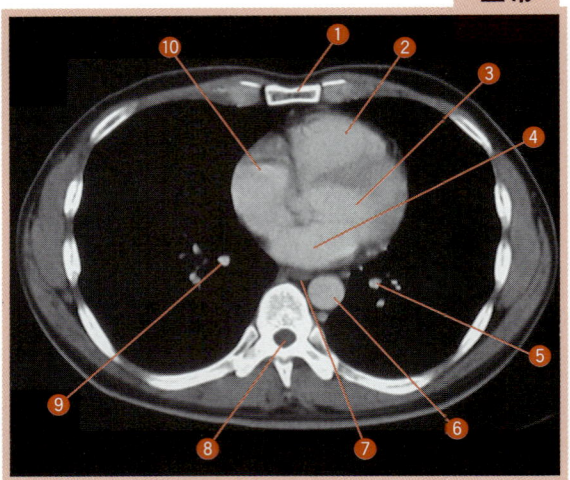

正常

- ❶ 胸骨 (sternum)
- ❷ 右心室 (right ventricle)
- ❸ 左心室 (left ventricle)
- ❹ 左心房 (left atrium)
- ❺ 左肺動脈 (left pulmonary artery)
- ❻ 下行大動脈 (descending aorta)
- ❼ 食道 (esophagus)
- ❽ 胸椎 (thoracic vertebra)
- ❾ 右肺動脈 (right pulmonary artery)
- ❿ 右心房 (right atrium)

病変

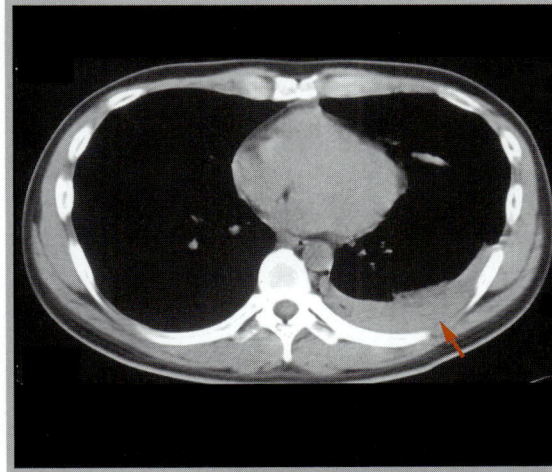

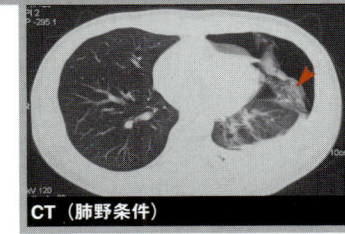

所見 29歳男性．胸腔内に胸水の貯留（→）を認める．部分的に虚脱した肺（partial collapse）（▶）を認める．この症例では，胸腔穿刺にて血性胸水を確認した．ドレナージ後も出血が持続するため，止血目的に緊急手術を施行した．ブラと胸壁との間の索状の癒着部が断裂したことによる出血であった．

CT（肺野条件）

第7章 ● 胸膜・胸壁・横隔膜病変

第7章 胸膜・胸壁・横隔膜病変

04 有瘻性膿胸（empyema with fistula）

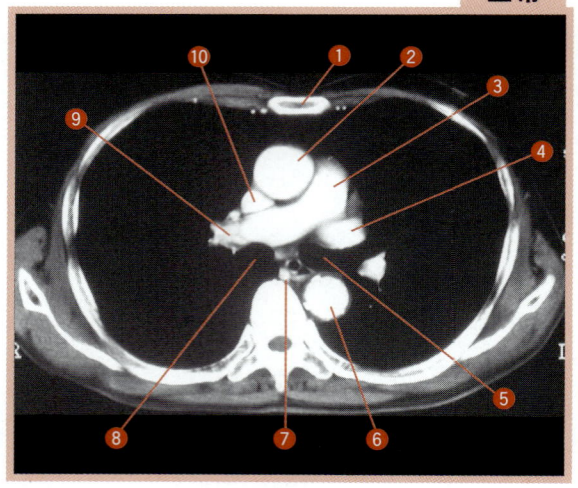

正常

1. 胸骨（sternum）
2. 上行大動脈（ascending aorta）
3. 肺動脈幹（pulmonary trunk）
4. 左肺動脈（left pulmonary artery）
5. 左主気管支（left main bronchus）
6. 下行大動脈（descending aorta）
7. 奇静脈弓（azygos vein arch）
8. 右主気管支（right main bronchus）
9. 右肺動脈（right pulmonary artery）
10. 上大静脈（superior vena cava）

病変

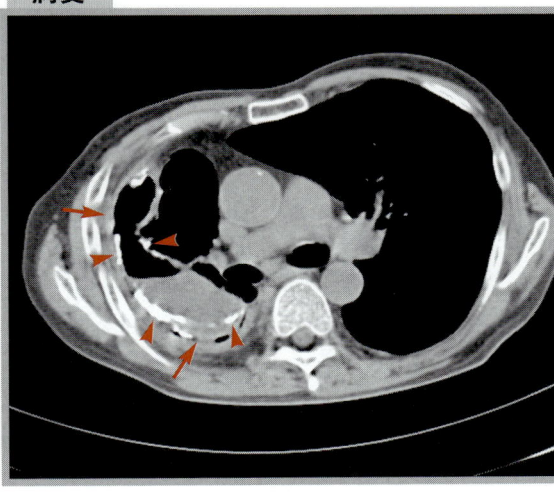

所見 75歳男性．胸膜の肥厚（→）と胸膜の石灰化（▶）が認められる．膿胸腔内に液体の貯留とairがみられるので気管支胸膜瘻が存在していると考えられる．有瘻性膿胸*の特徴的な所見である．

第7章 胸膜・胸壁・横隔膜病変

05 胸壁腫瘍;線維性胸膜腫瘍 (chest wall tumor ; fibrous tumor of the pleura)

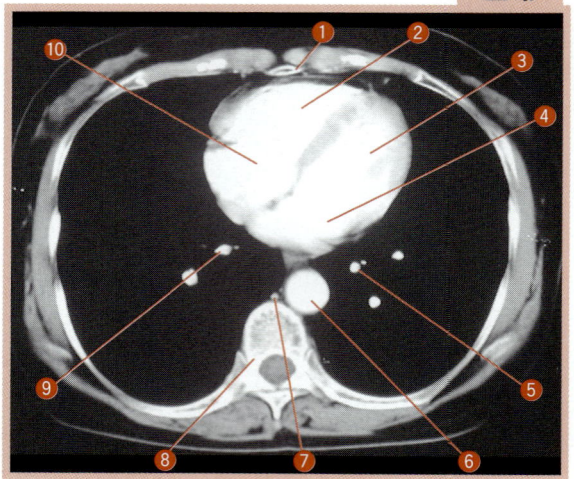

正常

1. 胸骨 (sternum)
2. 右心室 (right ventricle)
3. 左心室 (left ventricle)
4. 左心房 (left atrium)
5. 左肺動脈 (left pulmonary artery)
6. 下行大動脈 (descending aorta)
7. 奇静脈 (azygos vein)
8. 胸椎 (thoracic vertebra)
9. 右肺動脈 (right pulmonary artery)
10. 右心房 (right atrium)

病変

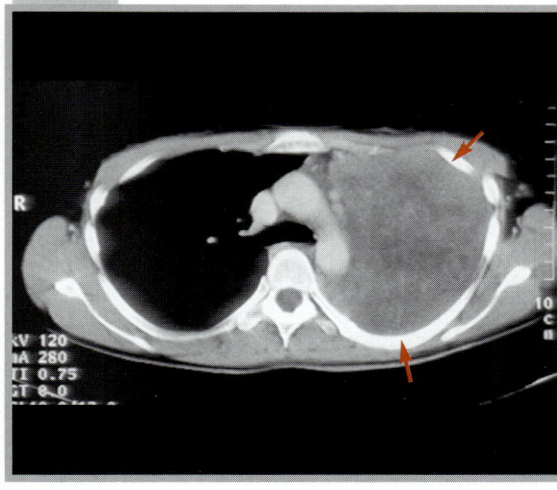

所見 30歳女性．持続する咳嗽にて受診し，胸部X線写真で，左上葉を占める大きな腫瘍が指摘された．造影CTでは不均一に造影される腫瘤がみられ（→），生検で線維性胸膜腫瘍と診断された．手術では臓側胸膜からの発生であった．以前は良性胸膜中皮腫とされていた．

第 7 章　胸膜・胸壁・横隔膜病変

06 胸壁腫瘍；線維性骨異形性（chest wall tumor ; fibrous dysplasia）

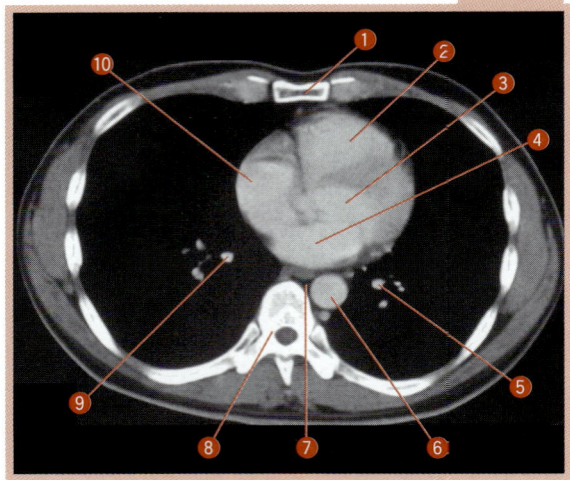

正常

1. 胸骨（sternum）
2. 右心室（right ventricle）
3. 左心室（left ventricle）
4. 左心房（left atrium）
5. 左肺動脈（left pulmonary artery）
6. 下行大動脈（descending aorta）
7. 食道（esophagus）
8. 胸椎（thoracic vertebra）
9. 右肺動脈（right pulmonary artery）
10. 右心房（right atrium）

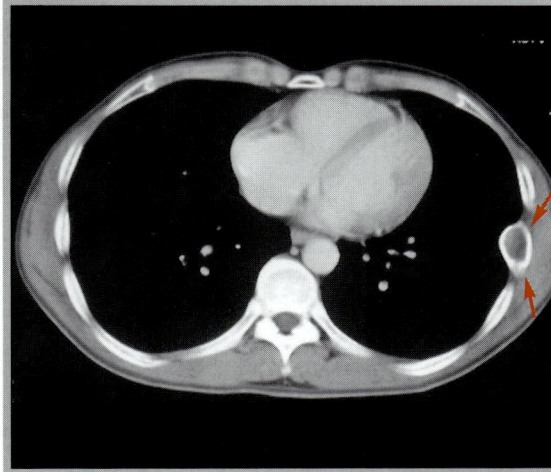

病変

所見 34歳男性．第7肋骨に内部低吸収域を伴った腫大を認める（→）．肺野条件でextrapleural sign（胸膜外徴候）が認められる．MRIではT1強調像でやや低信号，T2強調像で高信号としてみられ内部にはcysticおよびsolidな部分を認める．

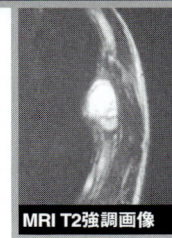

MRI T2強調画像

第7章 胸膜・胸壁・横隔膜病変

07 胸壁腫瘍；動脈瘤様骨嚢腫* (chest wall tumor ; aneurismal bone cyst)

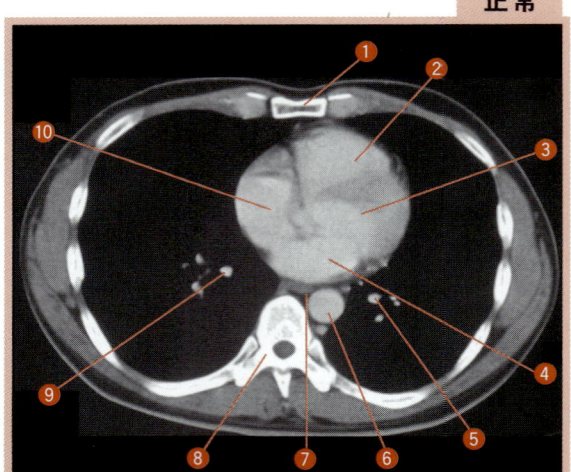

正常

1. 胸骨 (sternum)
2. 右心室 (right ventricle)
3. 左心室 (left ventricle)
4. 左心房 (left atrium)
5. 左肺動脈 (left pulmonary artery)
6. 下行大動脈 (descending aorta)
7. 食道 (esophagus)
8. 胸椎 (thoracic vertebra)
9. 右肺動脈 (right pulmonary artery)
10. 右心房 (right atrium)

病変

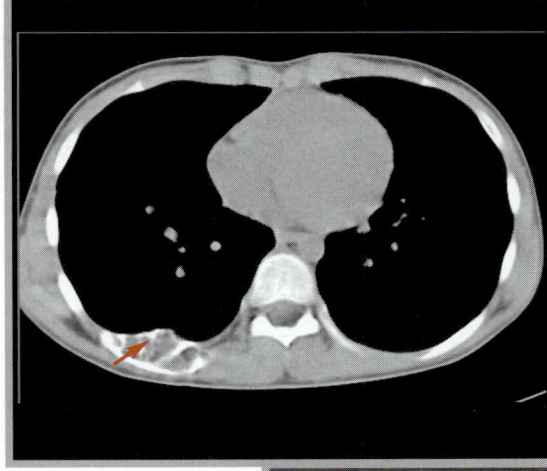

所見 11歳男児．CTで，右第9肋骨にsoap-babble状の多房性の骨隆起（→）が認められる．MRIではT2強調像で内部に隔壁構造が認められ，fluid-fluid levelの形成が認められる（▶）．

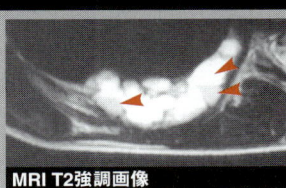

第7章　胸膜・胸壁・横隔膜病変

08 胸壁腫瘍；胸壁脂肪腫 (chest wall tumor ; lipoma)

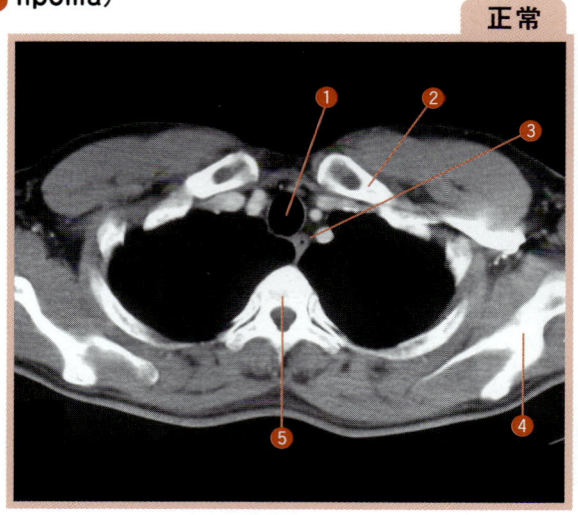

正常

❶ 気管 (trachea)
❷ 鎖骨 (clavicle)
❸ 食道 (esophagus)
❹ 肩甲骨 (scapula)
❺ 胸椎 (thoracic vertebra)

病変

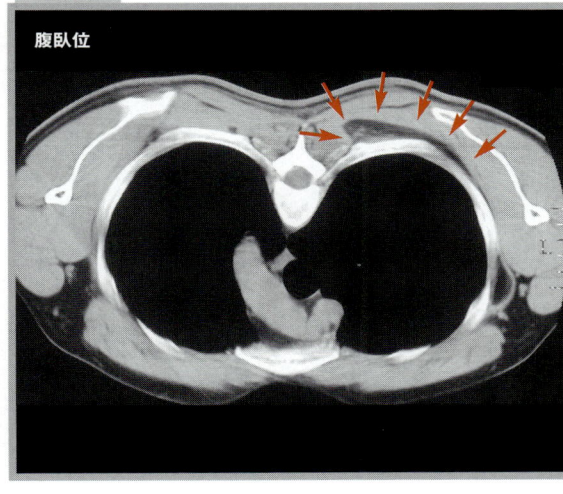

腹臥位

所見 38歳男性．右背部が膨隆しているのが気になり来院した．腹臥位でCTを撮影した．肩甲骨と第5肋骨の間で肋骨に沿うように筋層内に脂肪の濃度の腫瘍が認められる（→）．切除術後の病理検査で脂肪腫と診断された．

09 胸壁腫瘍；デスモイド腫瘍
(chest wall tumor ; desmoids)

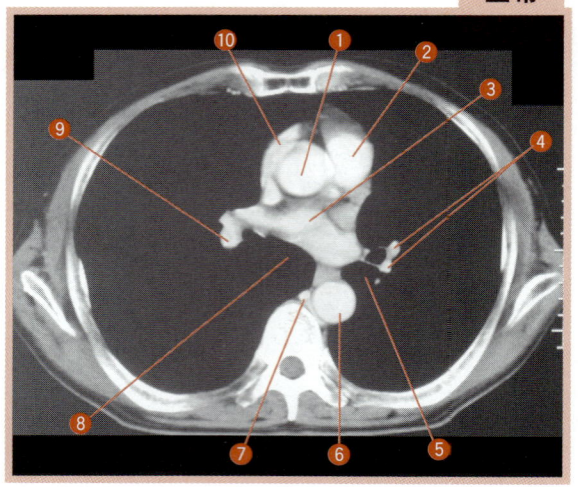

第7章 胸膜・胸壁・横隔膜病変

正常

1. 上行大動脈（ascending aorta）
2. 右心室（right ventricle）
3. 左心房（left atrium）
4. 左肺動脈（left pulmonary artery）
5. 左主気管支（left main bronchus）
6. 下行大動脈（descending aorta）
7. 奇静脈（azygos vein）
8. 右主気管支（right main bronchus）
9. 右肺動脈（right pulmonary artery）
10. 右心房（right atrium）

病変

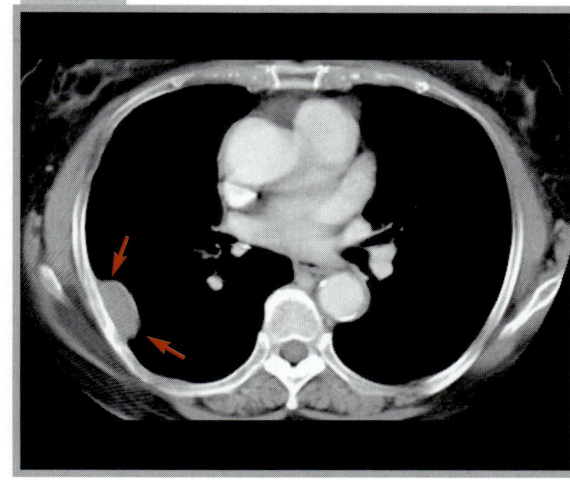

所見 65歳女性．右肺癌の診断で右肺上葉切除術を施行した．術後17カ月経過した時点で右胸壁の開胸創に一致して胸膜肥厚が出現した（→）．診断および治療目的に腫瘍を切除した．病理検査では腹腔外デスモイドと診断された．

第7章 胸膜・胸壁・横隔膜病変

10 胸壁腫瘍；神経鞘腫（chest wall tumor；schwannoma）

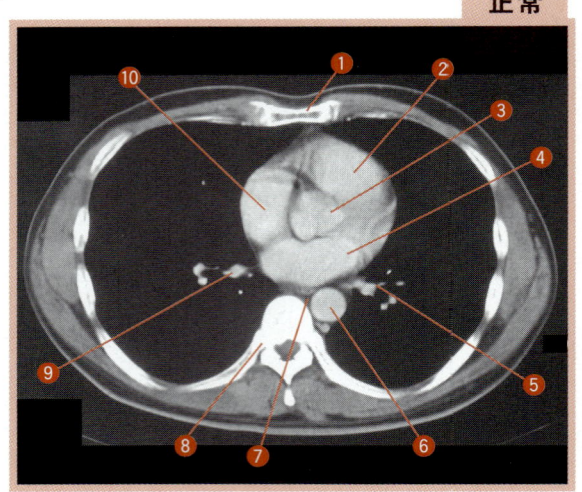

正常

1. 胸骨（sternum）
2. 右心室（right ventricle）
3. 上行大動脈（ascending aorta）
4. 左心房（left atrium）
5. 左肺動脈（left pulmonary artery）
6. 下行大動脈（descending aorta）
7. 食道（esophagus）
8. 胸椎（thoracic vertebra）
9. 右肺動脈（right pulmonary artery）
10. 右心房（right atrium）

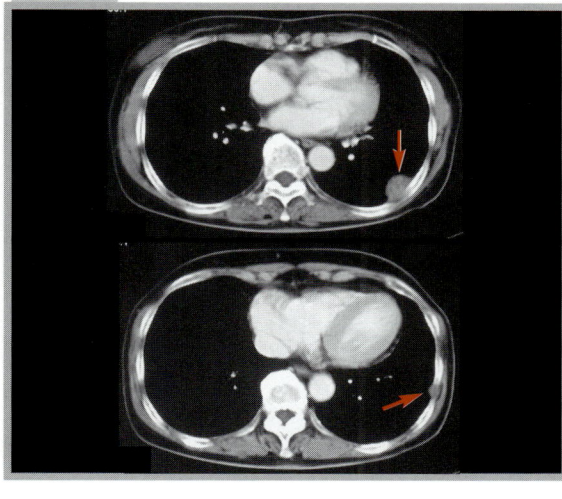

病変

所見 66歳女性．同一の肋間に沿って2個の腫瘍が認められた（→）．胸腔鏡下手術で切除し，病理検査で，同一の肋間神経に多発する神経鞘腫と診断された．

第7章 ● 胸膜・胸壁・横隔膜病変

第7章 胸膜・胸壁・横隔膜病変

11 漏斗胸* (funnel chest)

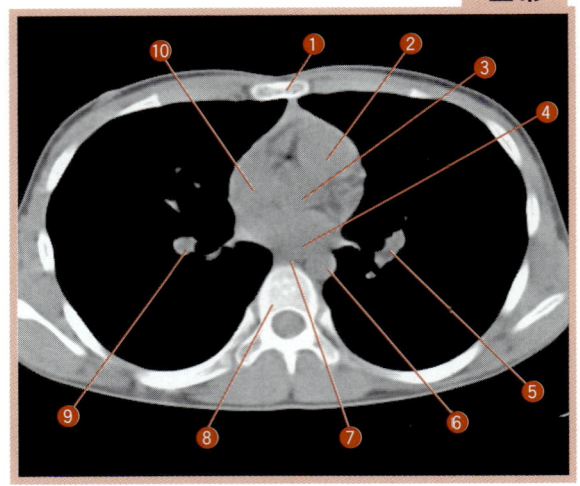

正常

1. 胸骨 (sternum)
2. 右心室 (right ventricle)
3. 左心室 (left ventricle)
4. 左心房 (left atrium)
5. 左肺動脈 (left pulmonary artery)
6. 下行大動脈 (descending aorta)
7. 食道 (esophagus)
8. 胸椎 (thoracic vertebra)
9. 右肺動脈 (right pulmonary artery)
10. 右心房 (right atrium)

病変

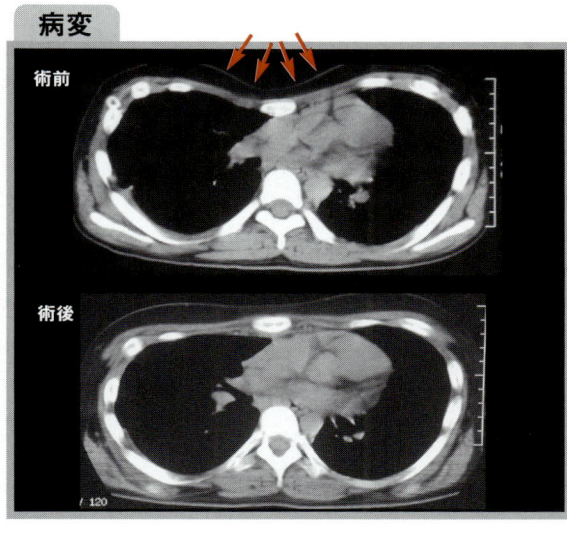

術前

術後

所見 11歳男児．胸骨が陥凹している（→）．胸骨の変形に対してNuss法＊による胸骨挙上術を施行した．胸骨の陥凹は胸腔内から胸骨裏面に挿入し固定したペクタスバーによって矯正されている．

第7章 胸膜・胸壁・横隔膜病変

12 陳旧性結核性胸膜炎（膿胸）と悪性腫瘍（肉腫）の合併*
(malignant tumor/sarcoma associated with old tuberculous pleuritis/empyema)

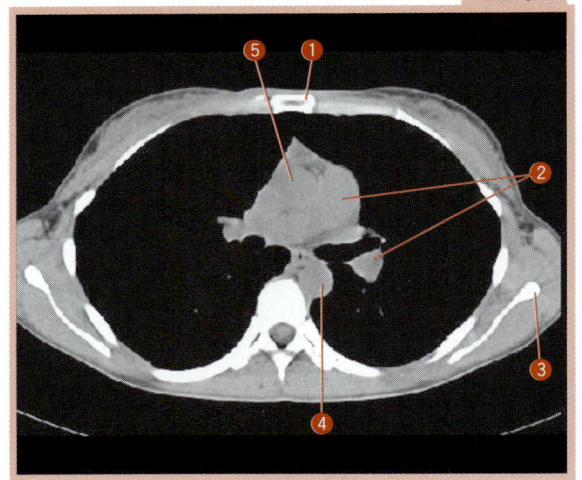

正常

1. 胸骨（sternum）
2. 肺動脈（pulmonary artery）
3. 肩甲骨（scapula）
4. 下行大動脈（descending aorta）
5. 上行大動脈（ascending aorta）

病変

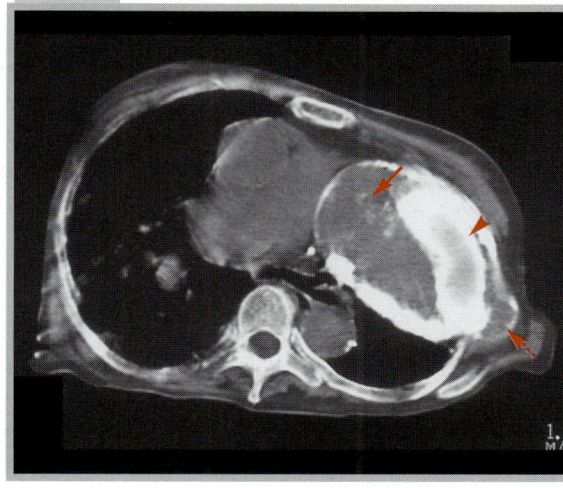

所見 80歳代の男性．胸部単純CTで，左胸腔内，肺動脈の左方に接して大きな膿胸腔（→）が腫瘤様の陰影として存在する．壁には強度な石灰化像（▶）がみられ，一部は肋間を通過して骨性胸壁外へ進展し，胸壁筋層を外方へ圧排している．膿胸腔内は不均一で，内部にも一部石灰化の存在を疑う．なお，肋骨外へ進展した腫瘤（…▶）の経皮的針生検でびまん性大細胞性悪性リンパ腫と診断された．慢性炎症によって肥厚した膿胸壁（胸膜胼胝）に発生した悪性腫瘍と考えられた．結核性胸膜炎や人工気胸の既往を有する患者の膿胸壁に悪性リンパ腫など悪性腫瘍が発生し得ることはすでに古くから知られ，本例も肺結核の治療に際し，約1年間にわたり人工気胸をくり返していた既往歴があった．

第7章 ● 胸膜・胸壁・横隔膜病変

第7章 胸膜・胸壁・横隔膜病変

13 悪性胸膜中皮腫*
(malignant pleural mesothelioma)

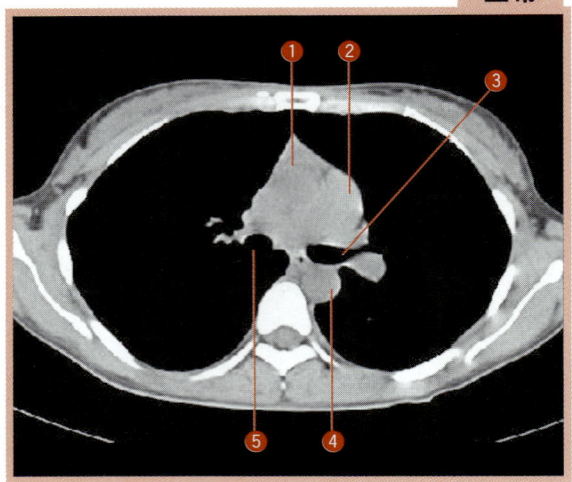

正常

❶ 上行大動脈
（ascending aorta）

❷ 肺動脈（pulmonary artery）

❸ 左主気管支
（left main bronchus）

❹ 下行大動脈
（descending acrta）

❺ 右主気管支
（right main bronchus）

病変

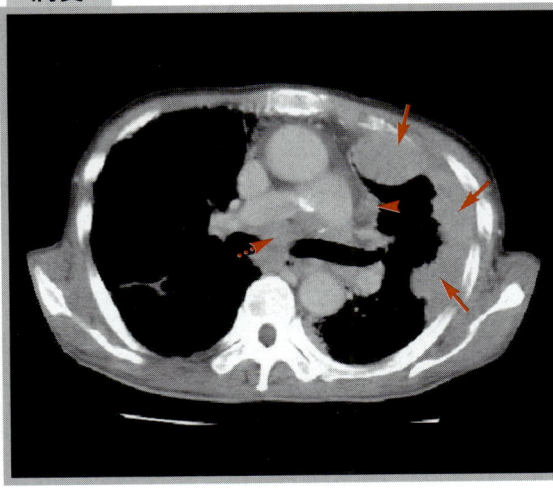

所見 70歳代の男性．胸部単純CTでは，左胸腔内へ突出するように発育したびまん性胸膜肥厚（➡）と肺動脈主幹部左側に接するように腫大したリンパ節（▶）を認める．分岐下リンパ節（┄▶）にも腫大がみられ，転移を疑う．胸水貯留は不明瞭であるが経皮的針生検の結果，上皮型胸膜中皮腫と診断された．

第7章 胸膜・胸壁・横隔膜病変

14 肋骨軟骨肉腫 (chondrosarcoma of rib origin)

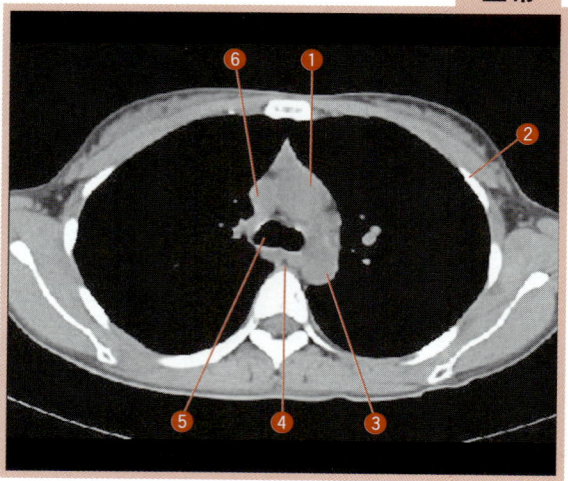

正常

1. 上行大動脈 (ascending aorta)
2. 肋骨 (rib)
3. 下行大動脈 (descending aorta)
4. 食道 (esophagus)
5. 気管分岐部 (tracheal carina)
6. 上大静脈 (superior vena cava)

病変

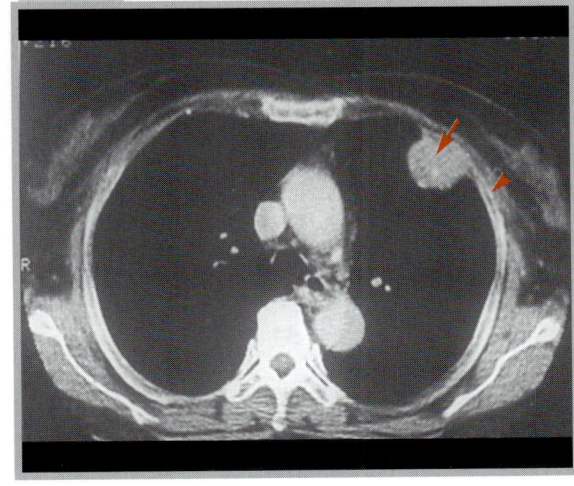

所見 60歳代の女性．胸部造影CTで肋骨の破壊を伴い，胸腔内に突出するように発育増生し，内部に石灰化を伴う長径3.5cmの腫瘤（→）を認める．腫瘤は境界明瞭で辺縁は一部凹凸不整であるが，肺への浸潤については不明である．手術所見では第3肋骨（▶）から連続性に胸腔内へ突出し，壁側胸膜に被包された灰白色で表面がやや凹凸不整の硬い腫瘍で，一部には隣接する肺への浸潤を疑わせる癒着を認めた．病理学的に腫瘍は肋骨原発軟骨肉腫と診断され，壁側胸膜ならびに一部臓側胸膜への浸潤を認めた．

第7章 胸膜・胸壁・横隔膜病変

15 転移性胸壁腫瘍*
(metastatic chest wall tumor)

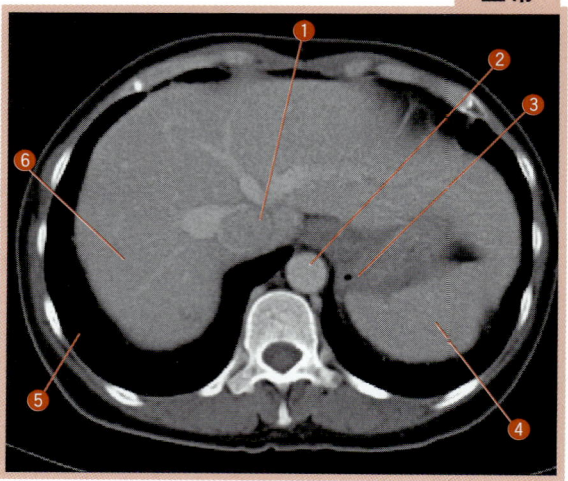

正常

1. 下大静脈 (inferior vena cava)
2. 下行大動脈 (descending aorta)
3. 食道 (esophagus)
4. 脾臓 (spleen)
5. 肺 (lung)
6. 肝臓 (liver)

病変

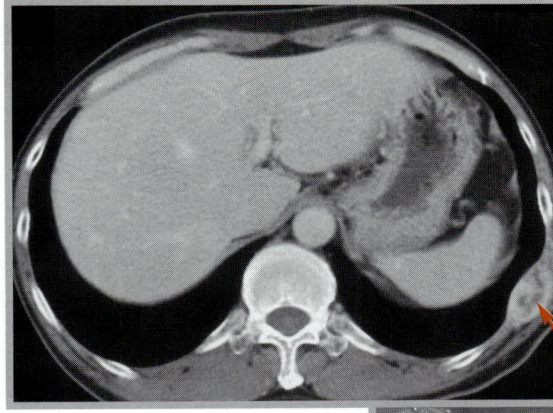

所見 50歳代の男性．胸部単純CTでは，左胸壁，特に肋骨の融解を伴い骨性胸壁内外に張り出すように発育した腫瘍（→）が存在し，内部は不均一である．腎癌で2年前に左腎摘出術後の状態であり，経皮的針生検の結果，腎癌による転移性腫瘍と診断した．手術所見では広背筋を外側へ持ち上げるように発育した腫瘍（▶）であり，同

手術所見：広背筋を外側へ持ち上げるように発育した腫瘍

筋肉を一部腫瘍に付着させるようにして胸壁の切除を行った．切除した骨性胸郭の範囲は8×7cmとなったが，周囲の筋層を縫合閉鎖することで欠損部を被覆することが可能であり，人工物による胸壁再建は施行しなかった．なお，術後に胸壁動揺（flail chest）はみられなかった．

疾患の分類

CT
腫瘍
炎症・感染症
びまん性疾患
血管病変
気道系病変
外傷
塵肺症
免疫活性変化
その他

第7章 ● 胸膜・胸壁・横隔膜病変

第7章 胸膜・胸壁・横隔膜病変

16 穿通性膿胸（肋骨周囲膿瘍）
(penetrating empyema : pericostal abscess)

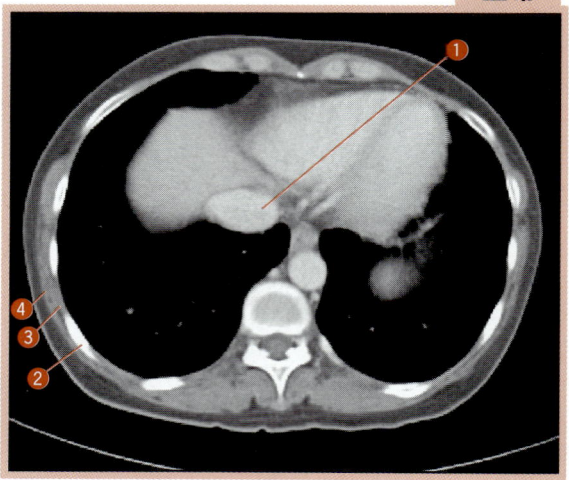

正常

❶ 下大静脈 (inferior vena cava)
❷ 肋骨 (rib)
❸ 肋間筋 (inter-costal muscle)
❹ 広背筋 (latissimus dorsi muscle)

病変

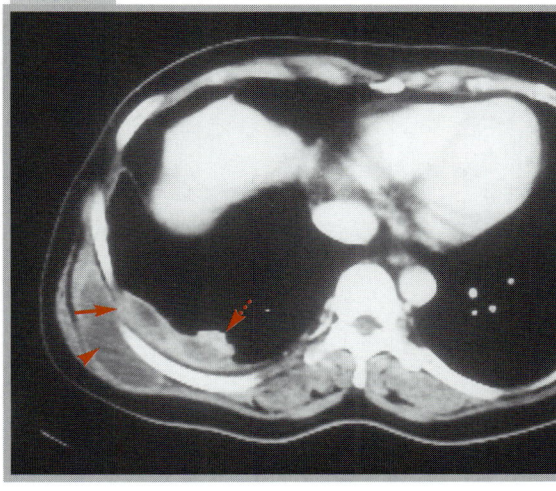

所見 肺結核の既往をもつ40歳代の女性．右背部に弾性軟の大きな腫瘤が出現したことを主訴に来院した．胸部造影CTでは肋骨を挟んで胸腔内（→）ならびに胸腔外（▶）に肥厚した被膜の存在を疑う腫瘤陰影を認めている．腫瘤の内部はほぼ均一で，胸腔内腫瘤の一部は肺に接しており石灰化（⋯▶）を認める．経皮的針生検では腫瘤内部から黄白色の混濁した内容物が吸引され，細菌検査でヒト型結核菌が検出された．肺結核の既往が存在することから，肺結核再燃による限局性の慢性胸壁穿通性膿胸ならびに肋骨周囲膿瘍として抗結核療法を施行したのち手術を施行した．

第7章 胸膜・胸壁・横隔膜病変

17 横隔膜浸潤肺癌 (primary lung cancer with diaphragmatic invasion)

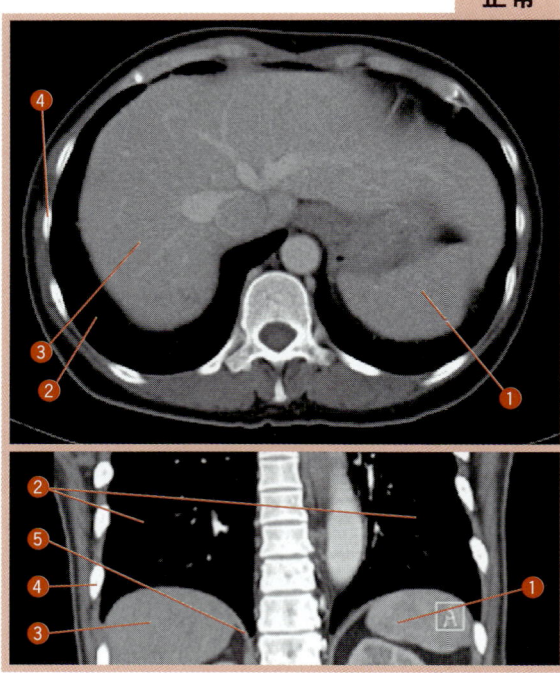

正常

axillary scan（上）とMPR（multiplaner reconstruction）（下）

❶ 脾臓 (spleen)
❷ 肺 (lung)
❸ 肝臓 (liver)
❹ 肋骨 (rib)
❺ 横隔膜 (diaphragma)

病変

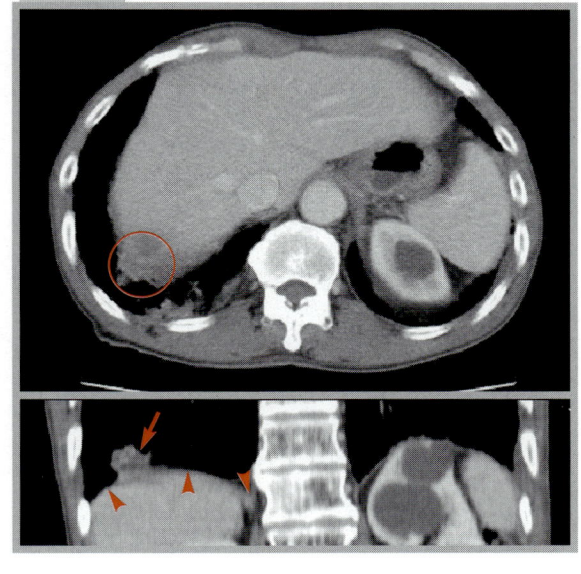

所見 60歳代の男性．胸腹部単純CTで，右横隔膜直上に下葉発生の原発性肺腺癌（→）が存在し，横隔膜への浸潤ならびに一部肝臓への浸潤を疑った．MPR画像（下）では右横隔膜（▶）に接する腫瘍を認める．Axillary scan（上）では腫瘍（○）と横隔膜や肝臓とが連続し，それぞれの関係が不明瞭になっている．

第7章 ● 胸膜・胸壁・横隔膜病変

第7章 胸膜・胸壁・横隔膜病変

18 食道裂孔ヘルニア (hiatus hernia)

正常

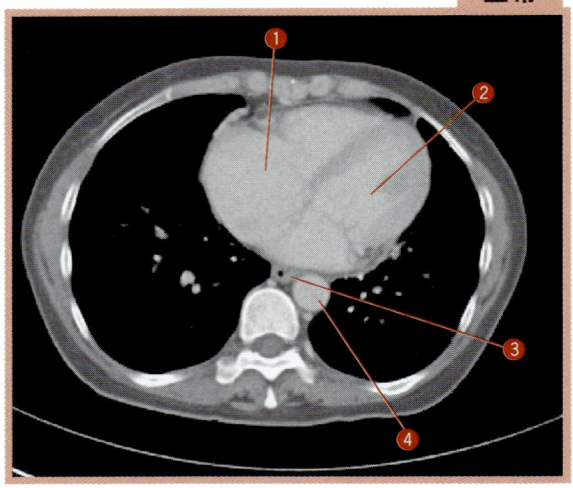

1. 右心房 (right atrium)
2. 左心室 (left ventricle)
3. 食道 (esophagus)
4. 下行大動脈 (descending aorta)

病変

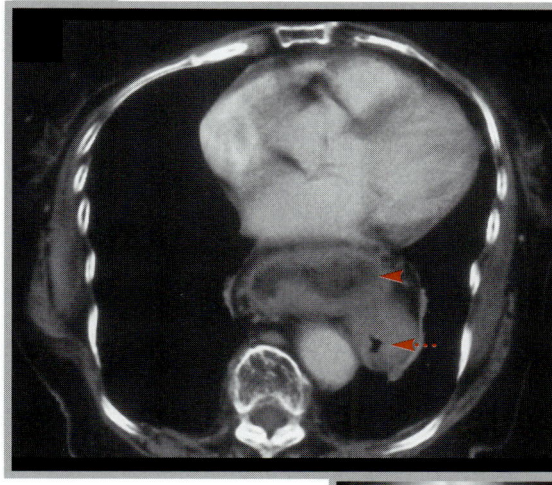

所見 70歳代の女性．検診で胸部異常陰影を指摘されて来院した．胸部X線写真では心陰影に重なり，内部にair lucency（透亮像）が存在する腫瘤陰影（→）が認められる．胸部造影CTでは下行大動脈の左側方に食道（…▶）を，その前方には縦隔内へ脱出した胃（▶）を認める．

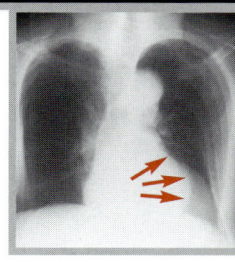

第7章 ● 胸膜・胸壁・横隔膜病変

第7章 胸膜・胸壁・横隔膜病変

19 肺癌胸膜播種
(lung cancer with pleural dissemination)

正常

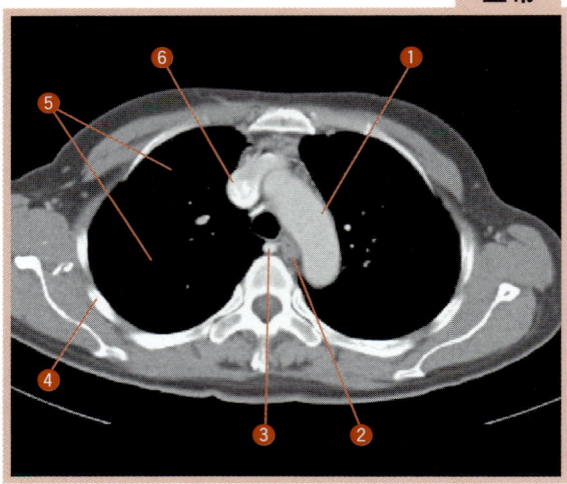

1. 大動脈（aorta）
2. 食道（esophagus）
3. 奇静脈（azygos vein）
4. 肋骨（rib）
5. 肺（lung）
6. 上大静脈（superior vena cava）

病変

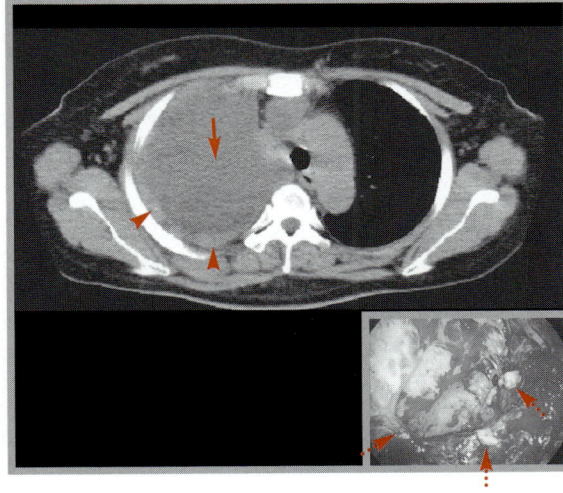

所見 60歳代の女性．成人病検診で右肺野の異常陰影を指摘されたが放置していた．約3週間前から階段昇降時の息切れを感じ，5日前から自宅内のトイレ歩行時にも息切れを感じるようになったため来院した．胸部X線写真で右肺野は透過性が低下し縦隔が左方へやや偏位していた．喘息様呼吸音も聴取したため，胸部単純CTを撮影した．右胸腔内には大量の液体貯留（→）を認め，肋骨内側には不規則な胸膜肥厚所見（▶）を認めた．胸腔穿刺によって得られた液体は血性胸水であり，細胞診で悪性細胞（パパニコロウ分類クラスV）を検出した．なお，病理組織学的診断目的に胸腔鏡下生検（右下：手術所見）を施行したところ，壁側ならびに臓側胸膜両面に不規則な易出血性の腫瘤を多数認め（⋯▶），生検組織の病理学的検索で肺腺癌の胸膜播種*と診断した．

第7章 ● 胸膜・胸壁・横隔膜病変

第7章 胸膜・胸壁・横隔膜病変

20 肺癌胸膜播種
(lung cancer with pleural dissemination)

正常

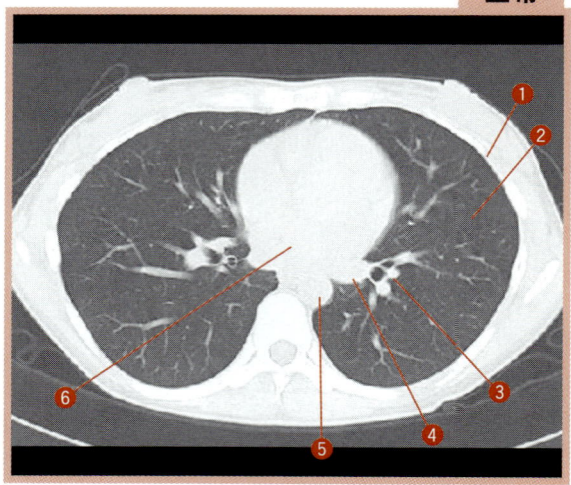

❶ 肋骨 (rib)
❷ 肺 (lung)
❸ 肺動脈 (pulmonary artery)
❹ 肺静脈 (pulmonary vein)
❺ 大動脈 (aorta)
❻ 心臓 (左心房) 〔heart (left atrium)〕

病変

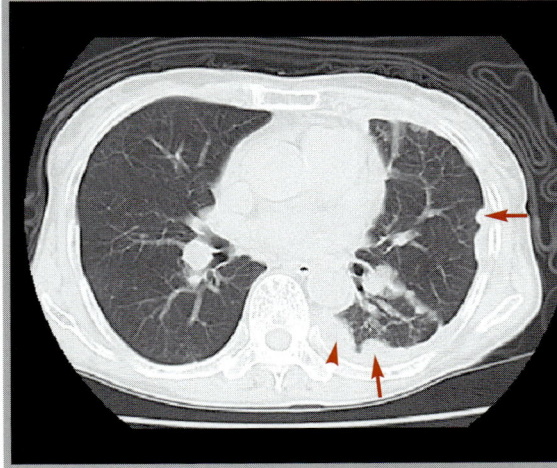

所見 50歳代の男性．1カ月以上持続する気管支炎症状で受診した際の胸部X線写真で左胸膜の不整な肥厚を指摘され，胸部単純CT撮影を受けたところ左胸膜の不整肥厚（→）や腫瘤形成を認めた．また，下行大動脈の背側に軽度の胸水貯留（▶）を認めた．30年前に建築現場で内装（アスベスト吹きつけ）に従事したことがあったことから，びまん性悪性胸膜中皮腫＊を疑い胸膜生検を行った．下図はその術中所見であるが，左肺下葉の臓側胸膜面に胸膜嵌入を認め，一部では肺内に向けて腫瘤形成を伴う所見（⋯▶）が存在し，病理組織学的診断では原発性肺癌（腺癌）の胸膜播種＊と診断した．

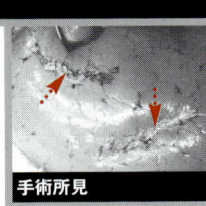

付　録
重要語句解説

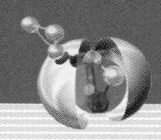

付録

重要語句解説（50音順）

第2章　肺野の限局性を主体とする疾患

●**胸膜プラーク**　アスベスト暴露による胸膜病変である．臓側胸膜の限局性肥厚が下肺優位に斑状に多数みられ，石灰化を伴うことがある．特に，横隔膜面に生じる斑状胸膜プラークはアスベスト暴露に特徴的とされる．暴露20年から30年後に生じる．

●**結節**　径30mm以下の円形（球形）病変のことで，径30mm以上の円形（球形）病変は腫瘤と呼ぶ．肺癌病期分類において，肺結節はT1，肺腫瘤はT2に相当する．径2、3mm以下の病変は粒状影と呼ぶ．

●**限局性すりガラス陰影**　比較的狭い領域に限局したすりガラス陰影をいう．円形の限局性すりガラス陰影は，異型腺腫様過形成（AAH）や小型肺腺癌（野口A，B，C）などの腫瘍性病変であることが多い．

●**サテライト病変**　肺主病巣周囲に分布する多発粒状影をいう．経気道感染によることがほとんどであり，良性病変を強く示唆する所見である．肺結核腫の周囲にはよくみられる．稀に細気管支肺胞上皮癌でもみられる．撒布巣や随伴病巣などとも呼ばれる．

●**良性石灰化**　びまん性，中心性，層状の石灰化は肉芽腫でみられることが多く，ポップコーン状の石灰化は肺過誤腫でみられる．これらの石灰化を認めた場合には画像にて良性結節と診

断可能である．淡い，微細，偏心性の石灰化は悪性腫瘍でもみられることがある．

第3章　肺野の多発性（びまん性）を主体とする疾患

●**air-trapping**　気道の狭窄や閉塞が原因で，排気障害を生じた状態をいう．CTでは吸収値の低下した領域としてみられる．正常肺胞は呼気CTで吸収値が上昇するのに対し，air-trapping領域では排気が障害されているためCT値は低い．

●**広義間質**　狭義間質は肺胞壁を指し，それ以外の小葉間隔壁，胸膜下間質，気管支血管束周囲間質などを広義間質と呼ぶ．広義間質には，血管，リンパ管，結合織，細胞成分などが存在しており，これらが冒されることで通常は認識しにくい間質が顕在化する．

●**コンソリデーション**　浸潤影と訳される．すりガラス陰影よりも濃厚な陰影であり，病変部の肺血管や気管支などの既存構造が認識できない程度の陰影をいう．air bronchogramを伴うことが多い．肺炎や肺水腫などで肺胞腔の含気が置換された状態で肺胞性病変によることが多いが，間質性病変が進行してもコンソリデーションを呈することがある．

●**小葉間隔壁**　小葉の辺縁を形成し，内部に肺静脈が走行する．発達は不完全で，隔壁欠損部は重要な側副喚起路となっている．HRCTでは通常は認識しがたい構造であり，胸膜下から連続する線状影としてわずかにみられる程度である．小葉間隔壁が明

らかに描出された場合は異常で,何らかの原因で肥厚していると考えられる.

●**すりガラス陰影**　放射線学的用語であり,GGO (ground glass opacity)やGGA (ground glass attenuation)とも呼ばれる.肺血管や気管支などの病変内部の正常構築が認識できる程度の淡い陰影をいう.肺胞隔壁の肥厚や肺胞腔の不完全な充満によるので,間質性病変,肺胞性病変,両者の混在など多様な病態で生じる.

●**蜂窩肺**　径2〜10mmの輪状影が集簇した状態で,胸膜下に強く分布する.線維化のため輪状壁は厚くみられる.間質性肺炎の終末像であり,牽引性気管支拡張を伴うことが多い.

第4章　気管・気管支病変

●**air-trapping（空気とらえこみ現象）**　呼気相における肺の一部または全体で空気のうっ滞を示す.中枢気管支の狭窄で呼気障害を生じるが,完全閉塞時でも側副換気路により生じる.呼気と吸気相で診断すべきもので,肺透過性亢進とともに,呼気時に肺容量が減少しないのが特徴である.

●**tree-in-bud sign (appearance)**　CT,特にHRCTでの所見で,芽吹く木に似た小葉中心性の分岐構造を示す.浸出物で満たされて拡張した細気管支を表しており,特に汎細気管支炎や,活動性肺結核の気道内進展時の所見等として知られる.

●**気管支拡張症**　気管支（bronchial tree）の異常な拡張を示

すが，単一疾患ではなく，多くの異なった原因で生じる．形態，分布，他の所見を考え合わせることで，病気の本態を理解し得るので，分類や原因を知っておく必要がある．

●**奇形気管気管支分岐**　気管気管支の分岐異常にはsubtractive type（欠損型）とadditive type（偏位または重複型）に分かれる．後者の副心臓支と気管気管支が臨床上問題となり得るので，画像所見を知っておく必要がある．

●**粘液（塞）栓**（mucoid impaction）　近位気管支（葉，区域，亜区域気管支）内の粘調性の粘液の存在が幅広い"Ｉ"，"Ｙ"または"Ｖ"型の陰影をつくる．通常気管支の拡張を伴う．陰影の分岐の形態によって種々のパターンを示す．

第5章　肺血管病変

●**mosaic perfusion**　肺野の透過性は血流と含気の多少で決まる．HRCTで，肺野透過性の不均一性がみられ，透過性亢進部分が斑状やモザイク状に見え，mosaic oligemiaとも呼ばれる．気道系の疾患としては，大小の気道系の閉塞性疾患が知られ，血管系では肺塞栓症（特に慢性）が代表である．

●**polygonal arcades（reticular network）**　癌性リンパ管症のHRCT所見としては，肺容積の変化なく肺構造物が正常に見えること，数珠状の小葉間隔壁肥厚などがある．小葉間隔壁の平滑な肥厚を伴う多角形状の陰影もpolygonal arcadesとして特徴的とされる．

●**肺血栓塞栓症** 本邦でも相当数の症例があると思われるが，見逃されたり，診断が遅れる症例が多い．疑わしい症例では画像診断が必須で，現時点では，肺動脈が良好に造影されるCTと，引き続いて検査される深部静脈造影CTが有用である．

●**ベーチェット（Behçet）病** ベーチェット病の胸部病変は稀とされている．病変の主座は血管壁の貫壁性の炎症で，リンパ球や形質細胞等がみられる．画像所見としては，出血や梗塞による多発性の肺野末梢の陰影や肺動脈動脈瘤がある．

第6章 縦隔病変

●**縦隔炎・縦隔膿瘍** 縦隔炎・縦隔膿瘍は，食道穿孔や胸部手術後に認められるほか，頸部から連続して認められる（降下性壊死性縦隔炎）こともある．被包化された膿瘍は辺縁にring状の造影効果・中心部低吸収域となる．硬化性縦隔炎は，縦隔に広範な繊維化をきたす疾患である．

●**縦隔気腫** 急激な肺胞圧上昇に伴って肺胞が破裂し，空気が血管周囲間隙や胸膜下を通り肺門から縦隔に到着すると考えられている．胸痛・胸部不快感・呼吸困難などの症状がある．原因には，食道・気管の破裂，咳嗽，陽圧呼吸，努責，気管支喘息，間質性肺炎，神経原性食思不振症などが知られている．

●**縦隔血腫** 外傷や手術後に認められる．外傷性大動脈損傷は，左鎖骨下動脈分岐部付近の大動脈峡部に高頻度に生じ，衝突による剪断力が原因とされる．

重要語句解説

● **充実性縦隔腫瘍** 腫瘤の内部性状により,大きく「充実性病変」「囊胞性病変」に分類される.主な充実性病変には,前縦隔で胸腺原発腫瘍・胚細胞性腫瘍・悪性リンパ腫,中縦隔で縦隔内甲状腺腫・悪性リンパ腫,後縦隔で神経原性腫瘍が挙がる.

● **囊胞性縦隔腫瘍** 「真の囊胞性病変」と「充実性腫瘍の囊胞変性」の診断は,dynamic studyの早期相・遅延相,MRI T2WIが有効である.先天性病変が多く,前縦隔で心膜囊胞・胸腺囊胞,中縦隔で気管支原性囊胞,後縦隔で髄膜瘤が挙がる.

第7章 胸膜・胸壁・横隔膜病変

● **Nuss法(Nuss procedure for pectus excavatum)**
1998年にDr.Nussの発表した胸腔鏡下胸骨挙上術.ペクタスバーという矯正用のプレートを胸壁の内側に側胸部から挿入する方法で胸骨の裏側から胸骨を挙上するため,正中に傷を残さず左右均等に矯正できる点で優れている.
Nuss, D. et al.: A 10-year review of a minimally invasive technique for the correction of pectus excavatum. J. Pediatr. Surg., 33: 545-552, 1998

● **悪性胸膜中皮腫** 胸膜にびまん性に発生する悪性腫瘍で,アスベスト吸入などの初暴露から40年前後の潜伏期間を経て発症し,きわめて進行が早く,悪性経過をたどる腫瘍である.日本での発生率は人口10万対1人といわれているが,近年増加傾向を認めている.

● **横隔膜ヘルニア** 横隔膜は胸腔と腹腔を境するドーム状の筋

肉である．この横隔膜裂隙から先天的あるいは後天的に腹腔内臓器が胸腔内へ脱出した状態で，脱出部位によって食道裂孔・Morgagni孔・Larrey孔・Bochdalek孔・大動脈裂孔・外傷性ヘルニアなどに分類される．

●**癌性胸膜炎**　確定診断を得るために最も重要な検査は胸水穿刺細胞診である．再三の穿刺検査で診断がつかない場合はCope針やTrue-Cut針を用いて胸膜生検を行う．それでも診断が得られない場合は胸腔鏡下の胸膜生検が行われる．

●**胸壁腫瘍**　肋骨や胸骨・鎖骨・肩甲骨などの骨性胸郭，あるいは胸壁の筋肉・血管・神経・脂肪・線維などの軟部組織から発生する稀な腫瘍である．日本では悪性よりも良性腫瘍，なかでも軟骨性腫瘍や神経性腫瘍が多い．悪性では骨肉腫や軟骨肉腫・Ewing肉腫・横紋筋肉腫・線維肉腫などが知られている．

●**胸膜炎（膿胸）と悪性腫瘍**　慢性膿胸壁などの胸膜肥厚や周囲の軟部組織から悪性リンパ腫・肺癌・肉腫など悪性腫瘍の発生が知られ，その因子として慢性炎症による刺激や，慢性膿胸の原因となった肺結核に対する人工気胸施行に伴うX線透視による放射線被爆の関連性などがあげられている．

●**胸膜播種**　肺癌や縦隔腫瘍など胸部に発生した悪性腫瘍の浸潤によって壁側あるいは臓側胸膜表面に悪性細胞の転移（播種）を生じ，胸腔内に悪性胸水貯留をきたす．ときに心膜表面にも播種を生じ，心膜播種や胸膜播種は肺癌や縦隔腫瘍の取扱い規約でT4に分類され，そのほとんどが手術適応とならない．

●**動脈瘤様骨嚢腫（aneurysmal bone cyst）**　良性の骨嚢

胞性疾患で長管骨や脊椎での発症が多く,肋骨にみられることは少ない.外傷や炎症などに伴う局所循環障害や,先行骨腫瘍病変に伴う二次的変化が原因で生じるとされている.Schajowicz, F.: Aneurysmal Bone Cyst. in "Tumors and Tumorlike Lesions of Bone", Springer-Verlag, 2nd ed, pp514-531, 1994

●**有瘻性膿胸(empyema with fistula)**　胸腔内に膿性液の貯留した状態を膿胸といい,他臓器との間に瘻孔を有するものを有瘻性膿胸という.気管支,肺との間に瘻孔を有するものを内瘻,皮膚を介して体外との間に瘻孔を有するものを外瘻という.正岡　昭.呼吸器外科.膿胸.南山堂:pp353-360, 1994

●**漏斗胸(pectus excavatum, funnel chest)**　先天的な骨性胸壁,特に肋軟骨の発育異常である.胸骨およびそれに付着する肋軟骨・肋骨の一部が脊柱に向かって接近し,漏斗状に陥凹したもので,胸骨柄と胸骨体接合部近傍が上端となり,剣状突起周辺で最も陥凹することが多い.

索 引 （色文字は重要語句解説）

欧　文

A

α1-アンチトリプシン
　欠損症　175
AAH　92, 95
ABPA　190
air crescent sign　119
air-trapping
　185, 187, 197, 205,
　299, 300

B・C

BOOP　137
CCAM　130
comment tail sign　125
COP　136, 137
CPAM　130

D

DAD　141
DIP　165
dyskinetic cilia症候群
　189

F

finger-in-glove　191
fungus ball　119

G

GGA　27
GGO　27
gloved finger　191
Golden S sign　105
ground-glass attenuation　27
ground-glass opacity　27

H

haloサイン　160
hereditary hemorrhagic
　telangiectasia　211
HRCT　25
Hughes-Stovin症候群
　208

I～K

inverted S sign　105
IPF　139
Kartagener症候群　188

M

meniscus sign　119
mosaic perfusion　301

N

NSIP　165
Nuss法　277, 303

P

PMF　177

polygonal arcades
　217
polygonal arcades
　(reticular network)
　301
primary ciliary dyskinesia
　189
psammoma body　103

R

RB-ILD　165
Rendu-Osleru-Weber
　症候群　211

S

Stocker分類　131
Swyer-James症候群
　204

T・U

TIB(tree in bud)　185
tree-in-bud
　appearance　169
tree-in-bud sign
　(appearance)　300
UIP　139, 165

W

Wegener肉芽腫症　142
WHO分類　247
Williams-Campbell症候群
　186

和文

あ行

悪性胸膜中皮腫 280, 303
悪性腫瘍 278
悪性リンパ腫 233, 235
アスペルギルス症 161
アスペルギローマ 118
アレルギー性気管支肺アスペルギルス症 190
異所腺腫様過形成 92, 95
遺伝性末梢血管拡張症 211
異物 194
右心横隔膜角部 241
右心室 36, 55
右心房 34, 42, 55, 56
衛星病巣 28
円形無気肺 124
炎症性偽腫瘍 112
横隔膜浸潤 288
横隔膜ヘルニア 303

か行

下行大動脈 37
過誤腫 197
下大静脈 34, 56
過敏性肺臓炎 164
カリニ肺炎 145
カルチノイド 110
カルチノイド腫瘍 197, 198
冠静脈洞 65
癌性胸膜炎 256, 304
癌性リンパ管症 162
肝臓 58
気管気管支 200
気管支拡張症 183, 300
気管支血管周囲間質肥厚 26
気管支血管束肥厚 26
気管支原性嚢胞 243
気管支腫瘍 196, 198
気管支内進展 193
奇形気管気管支分岐 200, 301
器質化肺炎 122
奇静脈 39
奇静脈弓 34, 40, 49, 72
急性増悪 140
胸骨 62
胸水貯留 281, 295
胸腺癌 249
胸腺腫 244, 247
胸腺嚢胞 239
胸壁腫瘍 304
胸膜炎 (膿胸) 278
胸膜炎 (膿胸) と悪性腫瘍 304
胸膜陥入像 27, 99
胸膜播種 292, 294, 304
胸膜肥厚 295
胸膜プラーク 298
胸膜肼胝 279
棘下筋 48
棘上筋 44
菌球型アスペルギルス症 118
空洞性肺癌 100
経気道性 168
形質細胞肉芽腫 113
珪肺症 176
結核腫 166
結核性リンパ節炎 231
血腫 223
血性胸水 293
結節 298
結節影 27
牽引性気管支拡張 26
限局性すりガラス陰影 298
肩甲下筋 44
原発性繊毛機能不全症 189
原発性肺腺癌 289
原発性肺動脈肉腫 218
広義間質 299
後縦隔 253
広背筋 50, 63
高分解能CT 25
小型肺癌 94
コンソリデーション 299

さ行

左心室 37, 75
左心房 35
サテライト病変 28, 298
サルコイドーシス 146, 165

撒布巣	28	石灰化肺癌	102	粘液(塞)栓(mucoid impaction) 301
縦隔炎	225	線維性縦隔炎	229	嚢胞性縦隔腫瘍 303
縦隔炎・縦隔膿瘍	302	前鋸筋	61	嚢胞性線維症 182
縦隔気腫	227, 302	前縦隔 231, 233, 237, 239, 241, 245, 247, 249		野口分類A型 94, 97
縦隔血腫	302			野口分類B型 96, 97
縦隔膿瘍	225			野口分類C型 97
充実性縦隔腫瘍	303	線状影	26	
腫瘤陰影	291	穿通性膿胸	286	**は行**
腫瘤影	27	先天性嚢胞状腺腫様形成異常	130	肺過誤腫 116
小胸筋	61			肺化膿症 120
上行大動脈	35	先天性肺気道形成異常	130	肺癌肉腫 193
小細胞肺癌	108	僧帽筋	44	肺気腫 172, 174
上縦隔	223, 235	粟粒結核	150	肺クリプトコッカス症 126
上大静脈	34, 66			
小葉間隔壁	299	**た行**		肺結核 166, 168, 287
小葉間隔壁肥厚	27	大胸筋	44	肺血管内腫瘍塞栓 216
小葉中心性	172	大動脈弁	74	肺血栓塞栓症 214, 302
小葉中心性病変	27	チェックバルブ機構	195	
食道	48	中縦隔	243	肺高血圧症 212
食道裂孔ヘルニア	290	陳旧性結核	114	肺腺癌 98, 293
神経芽腫	253	通常型周囲性肺炎	138	肺転移(空洞形成) 156
神経原性腫瘍	251	転移性胸壁腫瘍	284	肺転移(石灰化) 158
神経鞘腫	250	転移性腫瘍	285	肺転移(粟粒状) 152
浸潤影	27	動脈瘤様骨嚢腫 268, 304		肺転移(典型例) 154
深部静脈血栓症	215			肺動静脈瘻 210
心膜嚢胞	241	特発性器質化肺炎	136	肺動脈幹 36, 51, 70
随伴病巣	28			肺動脈奇形 210
スピクラ	27, 99	**な行**		肺動脈瘤 208
すりガラス陰影	27, 300	内臓逆位	189	肺内リンパ節 128
精細胞腫	235	軟骨肉腫	282	半奇静脈 51
成熟嚢胞性奇形腫	237	肉芽腫	229, 231	パンコースト腫瘍 106
石灰化	117	ニューモシスチス肺炎 144, 165		汎小葉性 174
石灰化肉芽腫	114			皮下気腫 227

左胸膜の不整肥厚	295
左鎖骨下動脈	37, 42, 69
左下肺静脈	53, 70
左主気管支	36, 71
左上肺静脈	52
左総頸動脈	43, 69
左内頸静脈	38, 43
左肺動脈	40, 72
左葉間動脈	51
左腕頭静脈	37, 43, 47, 60
びまん性胸膜肥厚	281
びまん性肺胞障害	141
びまん性汎細気管支炎	170, 184
副心臓支	202
平滑筋肉腫	218
ベーチェット病	302
ベーチェット症候群	208
扁平上皮癌	101
蜂窩肺	27, 300
放射性肺臓炎	178
ポップコーン状	117

ま行

マイコプラズマ肺炎	148
慢性好酸球性肺炎	134
右下肺静脈	54
右鎖骨下動脈	42, 73
右主気管支	71
右上肺静脈	41, 52
右総頸動脈	43, 45, 67, 73
右内頸静脈	43
右肺動脈	40, 52, 72
右葉間動脈	53
右腕頭静脈	43
網状影	26

や〜わ行

有瘻性膿胸	262, 305
卵殻状石灰化	177
粒状影	27
菱形筋	61
良性石灰化	115, 298
漏斗胸	276, 305
肋骨	283
肋骨周囲膿瘍	286
腕頭動脈	35, 43, 46, 67, 68, 73

	正常画像と並べてわかる 胸部CT・MRI ここが読影のポイント
2010年3月25日	第1刷発行
2013年6月10日	第2刷発行
編集	櫛橋民生
	藤澤英文
発行人	一戸裕子
発行所	株式会社 羊土社
	〒101-0052
	東京都千代田区神田小川町2-5-1
	TEL　03(5282)1211
	FAX　03(5282)1212
	E-mail：eigyo@yodosha.co.jp
	URL：http://www.yodosha.co.jp/
装幀	関原直子
印刷所	凸版印刷株式会社

ISBN978-4-7581-1169-0

本書の複写にかかる複製,上映,譲渡,公衆送信(送信可能化を含む)の各権利は(株)羊土社が管理の委託を受けています.

本書を無断で複製する行為(コピー,スキャン,デジタルデータ化など)は,著作権法上での限られた例外(「私的使用のための複製」など)を除き禁じられています.研究活動,診療を含む業務上使用する目的で上記の行為を行うことは大学,病院,企業などにおける内部的な利用であっても,私的使用には該当せず,違法です.また私的使用のためであっても,代行業者等の第三者に依頼して上記の行為を行うことは違法となります.

JCOPY <(社)出版者著作権管理機構 委託出版物>

本書の無断複写は著作権法上での例外を除き禁じられています.複写される場合は,そのつど事前に,(社)出版者著作権管理機構(TEL 03-3513-6969,FAX 03-3513-6979,e-mail：info@jcopy.or.jp)の許諾を得てください.

羊土社のオススメ書籍

できる！画像診断入門シリーズ
土屋一洋／シリーズ監修

胸部画像診断の
ここが鑑別ポイント 改訂版

酒井文和／編

画像鑑別診断の大人気シリーズが待望の改訂！1疾患が見開き完結の解説で一目瞭然！鑑別すべき疾患画像を並べて比較でき，鑑別ポイントもしっかり掴める．疾患画像は900点掲載！画像診断医，研修医にオススメ

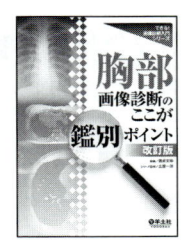

■ 定価（本体 5,400円＋税）　■ B5判　■ 277頁　■ ISBN 978-4-7581-0774-7

骨軟部画像診断の
ここが鑑別ポイント 改訂版

福田国彦／編
■ 定価（本体 5,400円＋税）　■ B5判　■ 247頁　■ ISBN 978-4-7581-0776-1

腹部・骨盤部画像診断の
ここが鑑別ポイント 改訂版

桑鶴良平／編
■ 定価（本体 5,400円＋税）　■ B5判　■ 247頁　■ ISBN 978-4-7581-0775-4

頭部画像診断の
ここが鑑別ポイント 改訂版

土屋一洋・大久保敏之／編
■ 定価（本体 5,400円＋税）　■ B5判　■ 308頁　■ ISBN 978-4-7581-0773-0

発行　羊土社　YODOSHA
〒101-0052 東京都千代田区神田小川町2-5-1　TEL 03(5282)1211　FAX 03(5282)1212
E-mail：eigyo@yodosha.co.jp
URL：http://www.yodosha.co.jp/

ご注文は最寄りの書店，または小社営業部まで

羊土社のオススメ書籍

研修医のための
臨床検査・病理
超 マニュアル

適切に検査をオーダーし、結果を正しく
解釈するための、必須ポイントが身に付く!

小倉加奈子, 三宅紀子, 小栗豊子／著

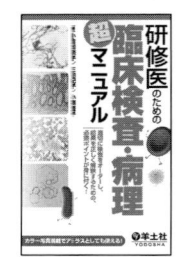

臨床検査と病理検査をこの一冊で総合的に身につけられる！各検査の考え方
や適切なオーダー法, 結果の正しい解釈法などについて, 本当に必要な知識
を厳選. カラー写真が満載なので, アトラスとしても使える！

■ 定価（本体 3,800円＋税） ■ B6変型判 ■ 383頁 ■ ISBN 978-4-7581-1736-4

ビジュアル
救急必須手技
ポケットマニュアル
改訂版

箕輪良行, 児玉貴光／編

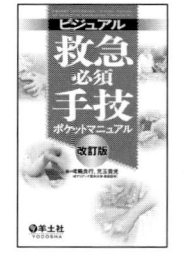

1〜2次救急の必須手技をカラー写真で丁寧に解説！改訂版は最新ガイドラ
インに準拠, 写真・図表も多数追加してより使いやすくなりました. 現場で
活躍する医師だから知っている手技のコツも満載！初期研修医は必携.

■ 定価（本体 3,900円＋税） ■ B6変型判 ■ 399頁 ■ ISBN 978-4-7581-1719-7

発行 **羊土社** YODOSHA 〒101-0052 東京都千代田区神田小川町2-5-1 TEL 03(5282)1211 FAX 03(5282)1212
E-mail: eigyo@yodosha.co.jp
URL: http://www.yodosha.co.jp/ ご注文は最寄りの書店, または小社営業部まで